CONTENIDO

Información personal
MIS DATOS

Clasificación de indice de masa corporal
Presión arterial y Niveles de Glucosa
GUÍAS BASICAS

Kilos o libras perdidos
MARCO KILOS O LIBRAS PERDIDOS CADA SEMANA. (3 HOJAS)

Plan de ejercicios del mes
PLANEO EJERCICIOS QUE ME AYUDARAN A LOGRAR MI META

Estiramiento
ANOTO ACTIVIDADES Y TIEMPO QUE ESTIRO MI CUERPO ANTES DE UNA RUTINA DE EJERCICIOS

Cardio
ANOTO ACTIVIDADES Y TIEMPO QUE DEDICO AL SITEMA CARDIOVASCULAR DIARIAMENTE

Resistencia
ANOTO KILOS Y REPETICIONES QUE LEVANTO A DIARIO PARA PONERME MÁS FUERTE

Comidas
PLANEO MENÚ DE COMIDAS SANAS PARA AYUDARME A LLEGAR A MI META

Beber agua
BEBO AGUA REGULARMENTE PARA LOGRAR MI META

Dormir regularmente
DUERMO MÍNIMO 7 HORAS PARA DESCANSAR MI CUERPO

Nivel de energía
CHECO MI NIVEL DE ENERGÍA DIARIAMENTE. UNA ALIMENTACIÓN SANA, AGUA Y DESCANSO, LE AYUDAN A MI CUERPO A TENER MAS ENERGÍA.

Monitoreando mi semana
REVISO LA SEMANA TEMINADA Y ANOTO LAS AREAS POR MEJORAR EN LA SIGUIENTE SEMANA

INFORMACIÓN PERSONAL

NOMBRE	
EDAD	
PESO	
ESTATURA	
IMC	
PRESIÓN ARTERIAL	
NIVELES DE GLUCOSA	
META	

CLASIFICACIÓN DE ÍNDICE DE MASA CORPORAL (IMC)

ÍNDICE DE MASA CORPORAL	NIVEL DE PESO
POR DEBAJO DE 18.5 KG.	BAJO DE PESO
DE 18.5 A 24.9 KG.	NORMAL
DE 25 A 29.9 KG.	SOBREPESO
DE 30 A 34.9 KG.	OBESO PRIMERA ETAPA
DE 35 A 39.9 KG.	OBESO SEGUNDA ETAPA
MAYOR DE 40 KG.	OBESO TERCERA ETAPA

PRESIÓN ARTERIAL

PRESIÓN ARTERIAL	PRESIÓN SISTÓLICA	PRESIÓN DIASTÓLICA
ÓPTIMA	<120	<80
NORMAL	120-129	80-84
NORMAL-ALTA	130-139	85-90
ALTA	>140	>90

NIVELES DE GLUCOSA

	ANTES DE COMER	DESPUES DE COMER
SIN DIABETES	70-110MG/DL	MENOS DE 140 MG/DL
PRE-DIABETES	100-125MG/DL	140-199 MG/DL
DIABETES	MAS DE 126MG/DL	MAS DE 200MG/DL

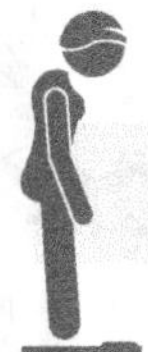# Kilos o libras perdidos

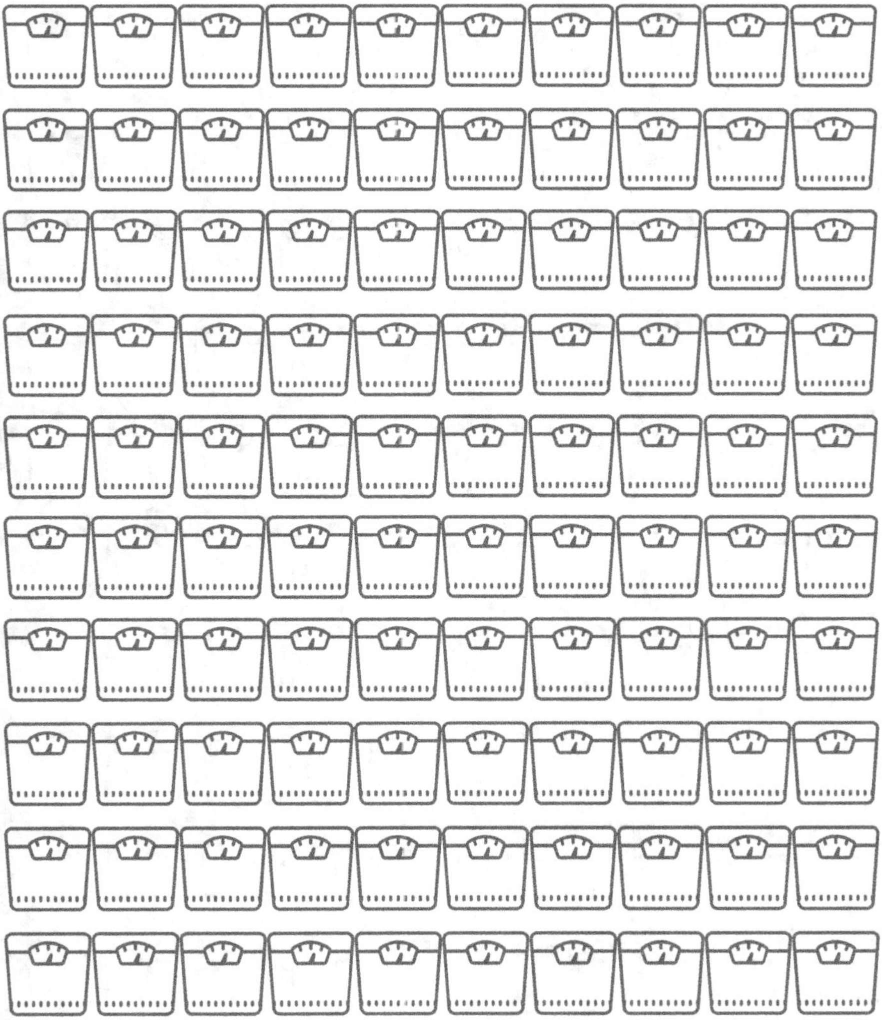

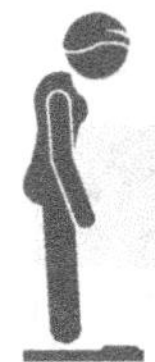

Kilos o libras perdidos

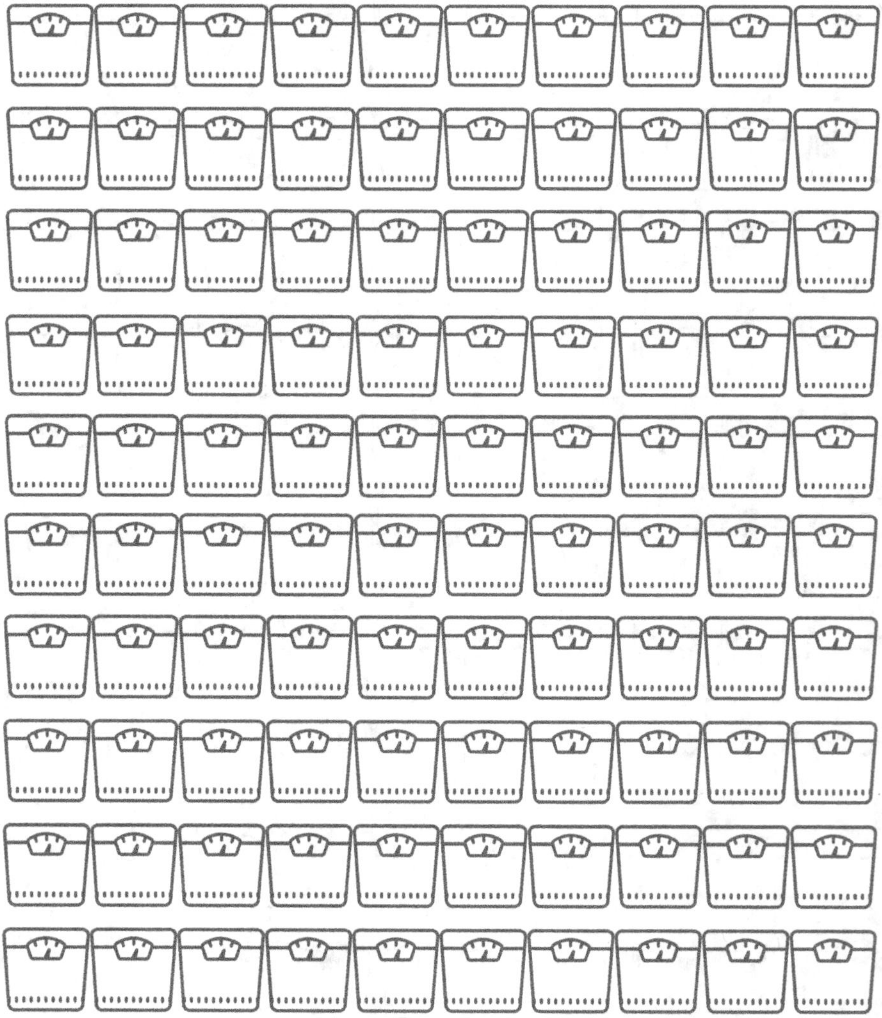

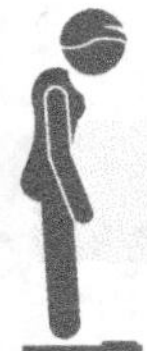

Kilos o libras perdidos

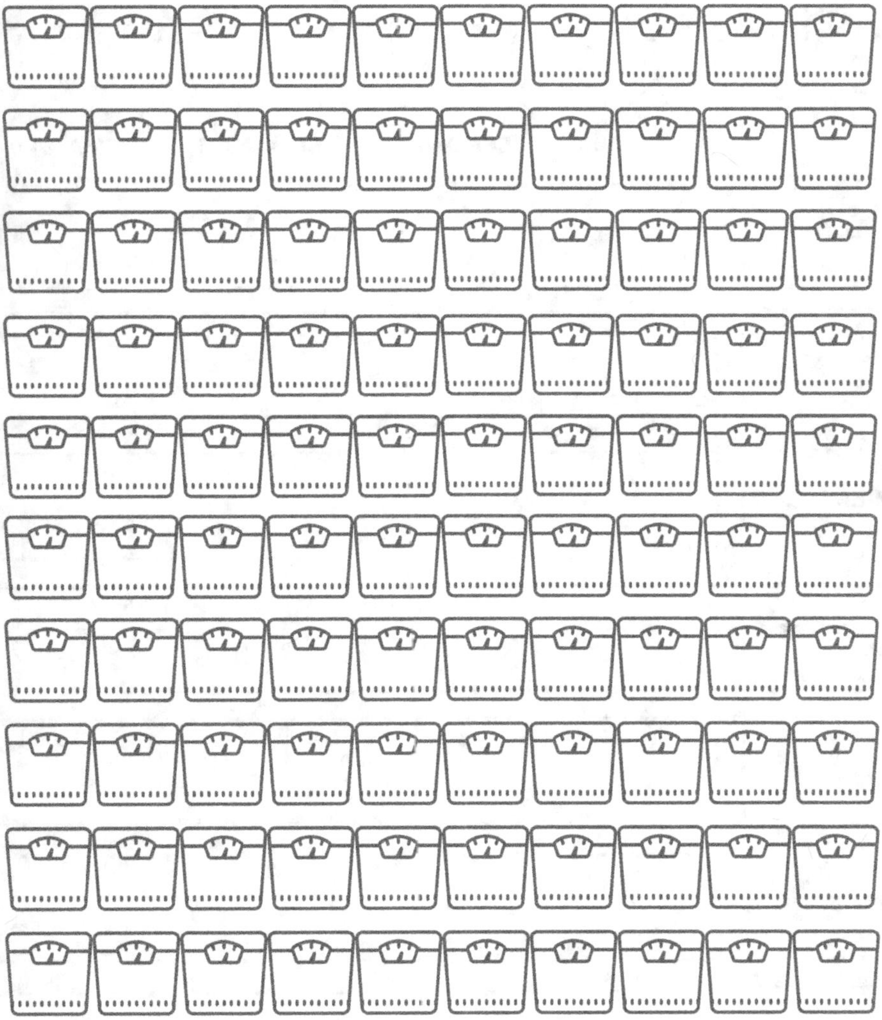

PLAN DE EJERCICIOS

MES:

ESTIRAMIENTO   **CARDIO**   **RESISTENCIA**

	SEMANA 1	SEMANA 2	SEMANA 3	SEMANA 4
LUNES				
MARTES				
MIERCOLES				
JUEVES				
VIERNES				
SABADO				
DOMINGO				

ESTILO DE VIDA SALUDABLE

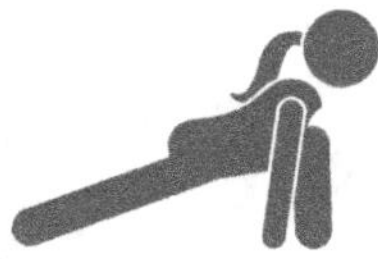

ESTIRAMIENTO

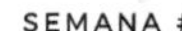

	ACTIVIDAD	DURACIÓN
LUNES		
MARTES		
MIERCOLES		
JUEVES		
VIERNES		
SABADO		
DOMINGO		

CARDIO

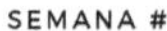

	ACTIVIDAD	DURACIÓN
LUNES		
MARTES		
MIERCOLES		
JUEVES		
VIERNES		
SABADO		
DOMINGO		

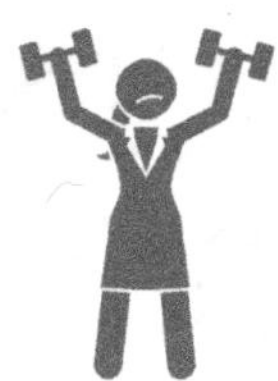

RESISTENCIA

LUNES

PIERNA / BRAZOS / POMPI / ABDOMEN / TODO EL CUERPO

KILOS/REPETICIONES:

MARTES

PIERNA / BRAZOS / POMPI / ABDOMEN / TODO EL CUERPO

KILOS/REPETICIONES:

MIERCOLES

PIERNA / BRAZOS / POMPI / ABDOMEN / TODO EL CUERPO

KILOS/REPETICIONES:

JUEVES

PIERNA / BRAZOS / POMPI / ABDOMEN / TODO EL CUERPO

KILOS/REPETICIONES:

VIERNES

PIERNA / BRAZOS / POMPI / ABDOMEN / TODO EL CUERPO

KILOS/REPETICIONES:

SABADO

PIERNA / BRAZOS / POMPI / ABDOMEN / TODO EL CUERPO

KILOS/REPETICIONES:

DOMINGO

PIERNA / BRAZOS / POMPI / ABDOMEN / TODO EL CUERPO

KILOS/REPETICIONES:

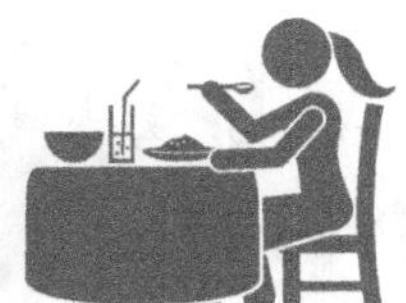

PLAN DE COMIDAS SALUDABLES

	DESAYUNO	COMIDA	CENA
LUNES			
MARTES			
MIERCOLES			
JUEVES			
VIERNES			
SABADO			
DOMINGO			

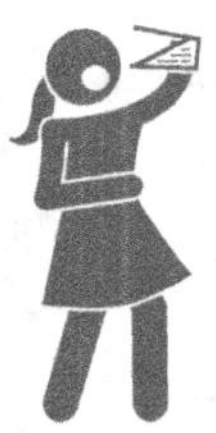

VASOS DE AGUA AL DÍA

LUNES

MARTES

MIERCOLES

JUEVES

VIERNES

SABADO

DOMINGO

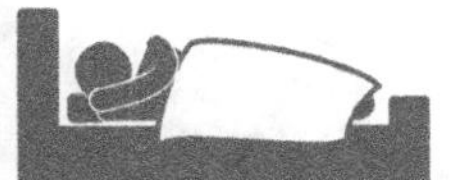

HORAS DE DESCANSO AL DÍA

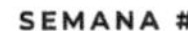

	ME LEVANTO	ME ACUESTO	HORAS DE DESCANSO
LUNES			
MARTES			
MIERCOLES			
JUEVES			
VIERNES			
SABADO			
DOMINGO			

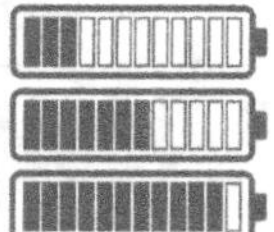

NIVEL DE ENERGÍA

	BAJO	MEDIO	ALTO
LUNES			
MARTES			
MIERCOLES			
JUEVES			
VIERNES			
SABADO			
DOMINGO			

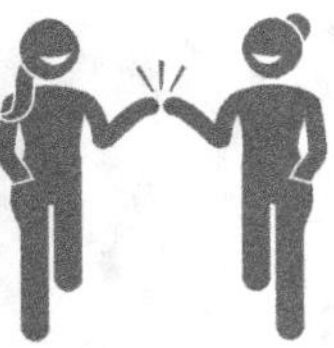

MONITOREANDO MI SEMANA

EJERCICIOS SUPERADOS

EJERCICIOS DESAFIANTES

COMIDAS, BEBIDAS, DESCANSO

METAS ESPECÍFICAS

PESO ACTUAL

PESO DESEADO

REFLEXIÓN SEMANAL

CAMBIOS PARA LA SIGUIENTE SEMANA

SEMANA # 2

ESTILO DE VIDA SALUDABLE

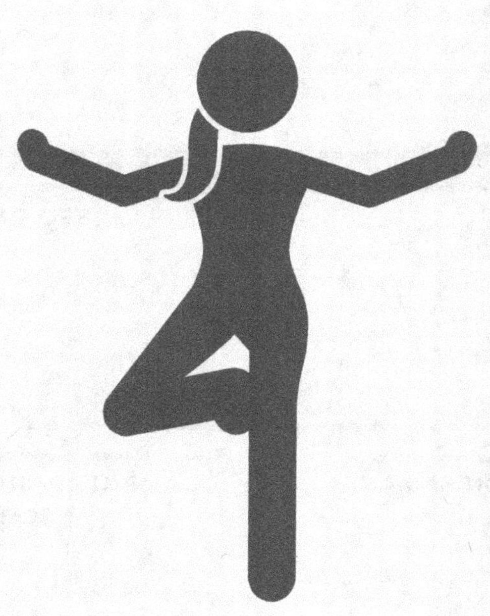

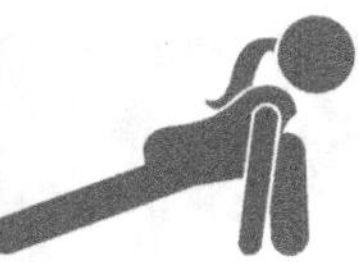

ESTIRAMIENTO

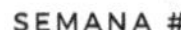

SEMANA #

FECHA

	ACTIVIDAD	DURACIÓN
LUNES		
MARTES		
MIERCOLES		
JUEVES		
VIERNES		
SABADO		
DOMINGO		

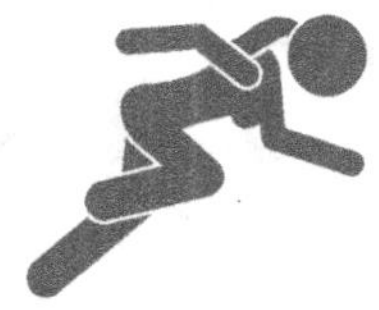

CARDIO

	ACTIVIDAD	DURACIÓN
LUNES		
MARTES		
MIERCOLES		
JUEVES		
VIERNES		
SABADO		
DOMINGO		

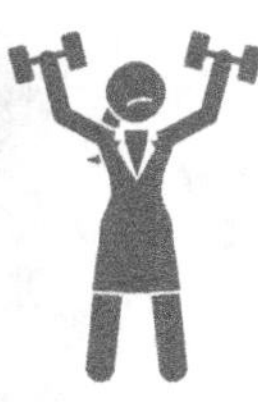

RESISTENCIA

LUNES

PIERNA / BRAZOS / POMPI / ABDOMEN / TODO EL CUERPO

KILOS/REPETICIONES:

MARTES

PIERNA / BRAZOS / POMPI / ABDOMEN / TODO EL CUERPO

KILOS/REPETICIONES:

MIERCOLES

PIERNA / BRAZOS / POMPI / ABDOMEN / TODO EL CUERPO

KILOS/REPETICIONES:

JUEVES

PIERNA / BRAZOS / POMPI / ABDOMEN / TODO EL CUERPO

KILOS/REPETICIONES:

VIERNES

PIERNA / BRAZOS / POMPI / ABDOMEN / TODO EL CUERPO

KILOS/REPETICIONES:

SABADO

PIERNA / BRAZOS / POMPI / ABDOMEN / TODO EL CUERPO

KILOS/REPETICIONES:

DOMINGO

PIERNA / BRAZOS / POMPI / ABDOMEN / TODO EL CUERPO

KILOS/REPETICIONES:

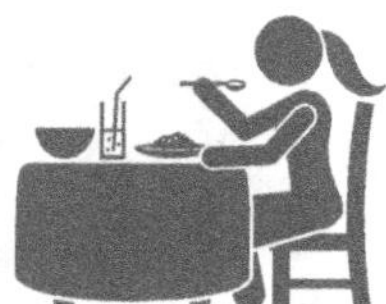

PLAN DE COMIDAS SALUDABLES

	DESAYUNO	COMIDA	CENA
LUNES			
MARTES			
MIERCOLES			
JUEVES			
VIERNES			
SABADO			
DOMINGO			

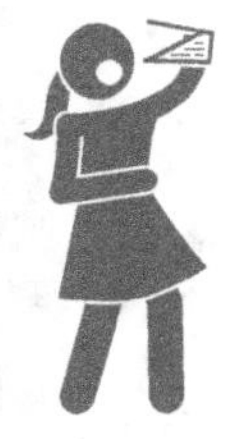

VASOS DE AGUA AL DÍA

LUNES

MARTES

MIERCOLES

JUEVES

VIERNES

SABADO

DOMINGO

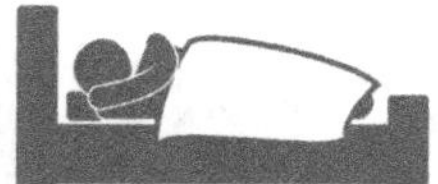

HORAS DE DESCANSO AL DÍA

	ME LEVANTO	ME ACUESTO	HORAS DE DESCANSO
LUNES			
MARTES			
MIERCOLES			
JUEVES			
VIERNES			
SABADO			
DOMINGO			

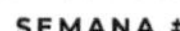

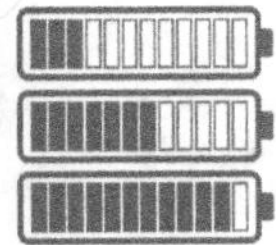

NIVEL DE ENERGÍA

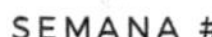

SEMANA #

FECHA

	BAJO	MEDIO	ALTO
LUNES			
MARTES			
MIERCOLES			
JUEVES			
VIERNES			
SABADO			
DOMINGO			

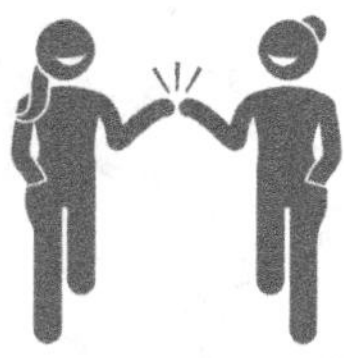

MONITOREANDO MI SEMANA
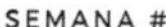

EJERCICIOS SUPERADOS	EJERCICIOS DESAFIANTES

COMIDAS, BEBIDAS, DESCANSO	METAS ESPECÍFICAS

PESO ACTUAL	PESO DESEADO

REFLEXIÓN SEMANAL	CAMBIOS PARA LA SIGUIENTE SEMANA

ESTILO DE VIDA SALUDABLE

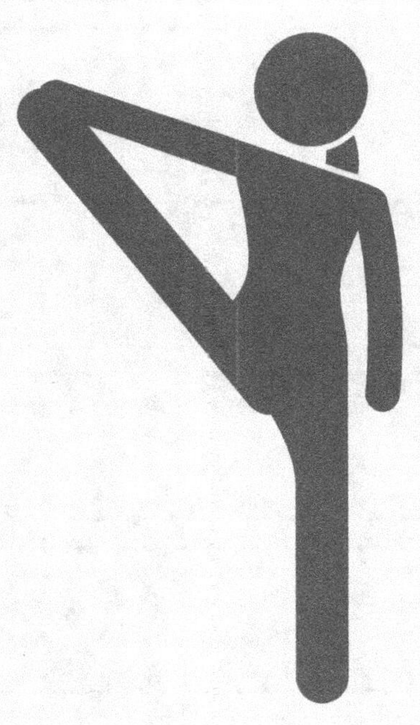

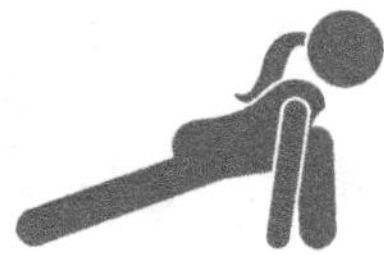

ESTIRAMIENTO

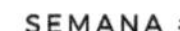

	ACTIVIDAD	DURACIÓN
LUNES		
MARTES		
MIERCOLES		
JUEVES		
VIERNES		
SABADO		
DOMINGO		

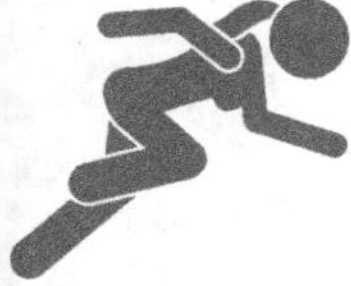

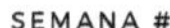

CARDIO

	ACTIVIDAD	DURACIÓN
LUNES		
MARTES		
MIERCOLES		
JUEVES		
VIERNES		
SABADO		
DOMINGO		

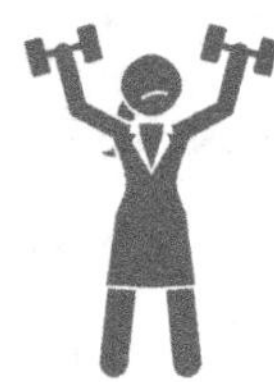

RESISTENCIA

LUNES

PIERNA / BRAZOS / POMPI / ABDOMEN / TODO EL CUERPO

KILOS/REPETICIONES:

MARTES

PIERNA / BRAZOS / POMPI / ABDOMEN / TODO EL CUERPO

KILOS/REPETICIONES:

MIERCOLES

PIERNA / BRAZOS / POMPI / ABDOMEN / TODO EL CUERPO

KILOS/REPETICIONES:

JUEVES

PIERNA / BRAZOS / POMPI / ABDOMEN / TODO EL CUERPO

KILOS/REPETICIONES:

VIERNES

PIERNA / BRAZOS / POMPI / ABDOMEN / TODO EL CUERPO

KILOS/REPETICIONES:

SABADO

PIERNA / BRAZOS / POMPI / ABDOMEN / TODO EL CUERPO

KILOS/REPETICIONES:

DOMINGO

PIERNA / BRAZOS / POMPI / ABDOMEN / TODO EL CUERPO

KILOS/REPETICIONES:

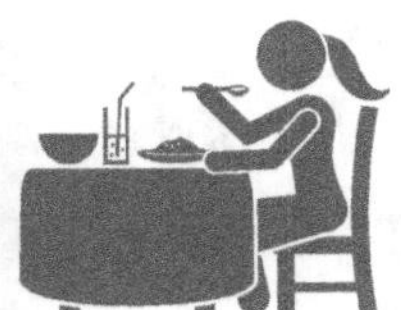

PLAN DE COMIDAS SALUDABLES

	DESAYUNO	COMIDA	CENA
LUNES			
MARTES			
MIERCOLES			
JUEVES			
VIERNES			
SABADO			
DOMINGO			

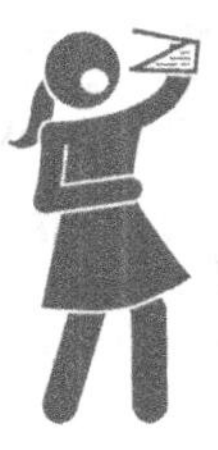

VASOS DE AGUA
AL DÍA

LUNES

MARTES

MIERCOLES

JUEVES

VIERNES

SABADO

DOMINGO

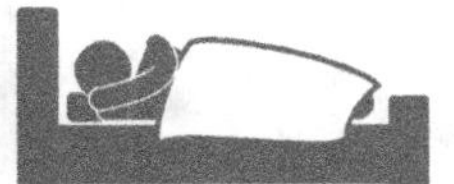

HORAS DE DESCANSO AL DÍA

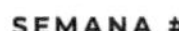

SEMANA #

FECHA

	ME LEVANTO	ME ACUESTO	HORAS DE DESCANSO
LUNES			
MARTES			
MIERCOLES			
JUEVES			
VIERNES			
SABADO			
DOMINGO			

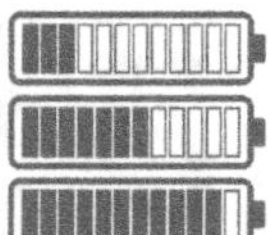

NIVEL DE ENERGÍA

	BAJO	MEDIO	ALTO
LUNES			
MARTES			
MIERCOLES			
JUEVES			
VIERNES			
SABADO			
DOMINGO			

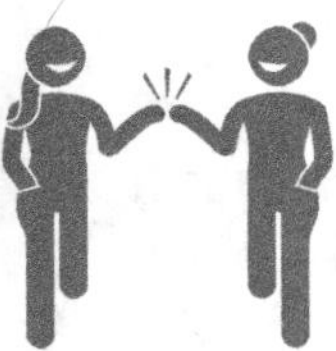

MONITOREANDO MI SEMANA

EJERCICIOS SUPERADOS

EJERCICIOS DESAFIANTES

COMIDAS, BEBIDAS, DESCANSO

METAS ESPECÍFICAS

PESO ACTUAL

PESO DESEADO

REFLEXIÓN SEMANAL

CAMBIOS PARA LA SIGUIENTE SEMANA

SEMANA # 4

ESTILO DE VIDA SALUDABLE

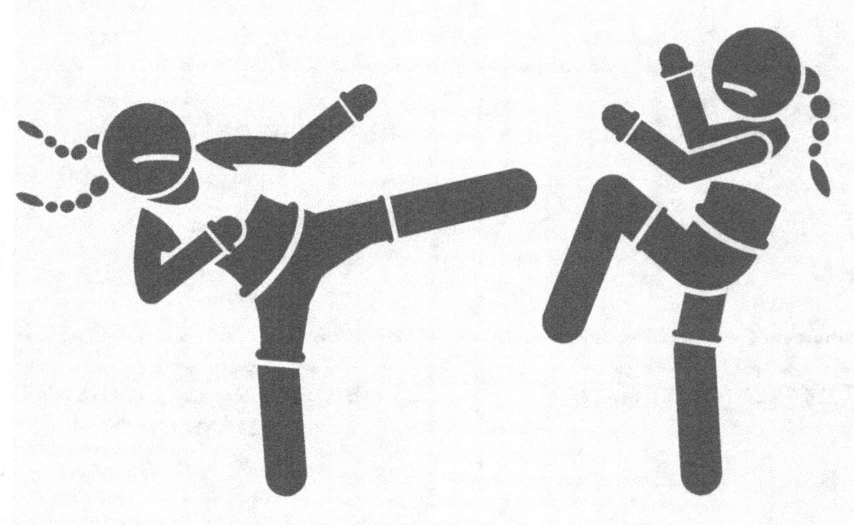

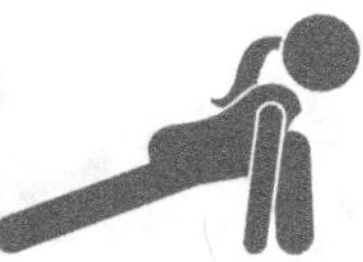

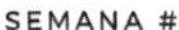

FECHA

ESTIRAMIENTO

ACTIVIDAD   DURACIÓN

LUNES

MARTES

MIERCOLES

JUEVES

VIERNES

SABADO

DOMINGO

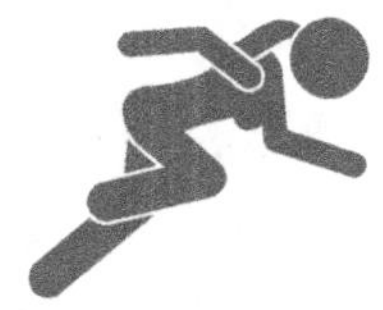

CARDIO

	ACTIVIDAD	DURACIÓN
LUNES		
MARTES		
MIERCOLES		
JUEVES		
VIERNES		
SABADO		
DOMINGO		

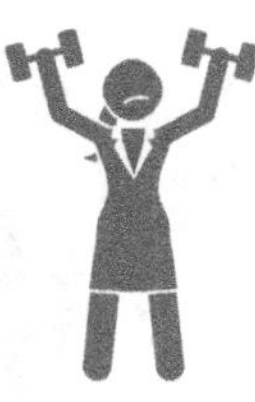

RESISTENCIA

LUNES

PIERNA / BRAZOS / POMPI / ABDOMEN / TODO EL CUERPO

KILOS/REPETICIONES:

MARTES

PIERNA / BRAZOS / POMPI / ABDOMEN / TODO EL CUERPO

KILOS/REPETICIONES:

MIERCOLES

PIERNA / BRAZOS / POMPI / ABDOMEN / TODO EL CUERPO

KILOS/REPETICIONES:

JUEVES

PIERNA / BRAZOS / POMPI / ABDOMEN / TODO EL CUERPO

KILOS/REPETICIONES:

VIERNES

PIERNA / BRAZOS / POMPI / ABDOMEN / TODO EL CUERPO

KILOS/REPETICIONES:

SABADO

PIERNA / BRAZOS / POMPI / ABDOMEN / TODO EL CUERPO

KILOS/REPETICIONES:

DOMINGO

PIERNA / BRAZOS / POMPI / ABDOMEN / TODO EL CUERPO

KILOS/REPETICIONES:

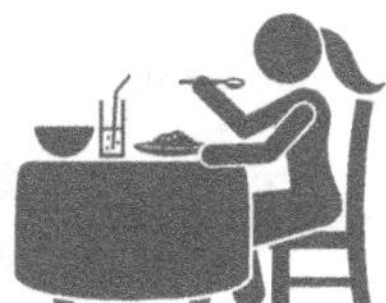

PLAN DE COMIDAS SALUDABLES

	DESAYUNO	COMIDA	CENA
LUNES			
MARTES			
MIERCOLES			
JUEVES			
VIERNES			
SABADO			
DOMINGO			

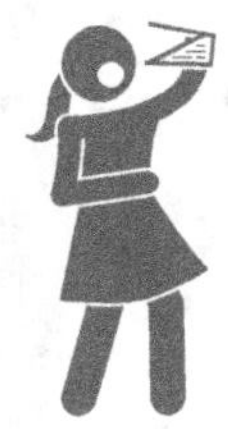

VASOS DE AGUA AL DÍA

LUNES

MARTES

MIERCOLES

JUEVES

VIERNES

SABADO

DOMINGO

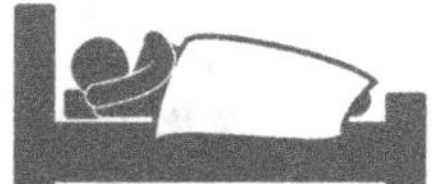

HORAS DE DESCANSO AL DÍA

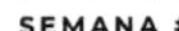

SEMANA #

FECHA

	ME LEVANTO	ME ACUESTO	HORAS DE DESCANSO
LUNES			
MARTES			
MIERCOLES			
JUEVES			
VIERNES			
SABADO			
DOMINGO			

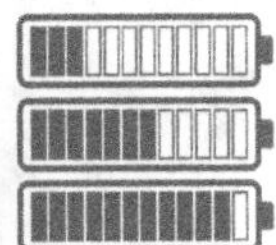

NIVEL DE ENERGÍA

	BAJO	MEDIO	ALTO
LUNES			
MARTES			
MIERCOLES			
JUEVES			
VIERNES			
SABADO			
DOMINGO			

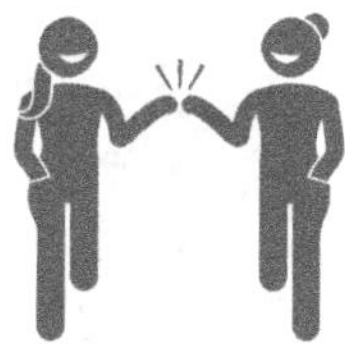

MONITOREANDO MI SEMANA

EJERCICIOS SUPERADOS	EJERCICIOS DESAFIANTES

COMIDAS, BEBIDAS, DESCANSO	METAS ESPECÍFICAS

PESO ACTUAL	PESO DESEADO

REFLEXIÓN SEMANAL	CAMBIOS PARA LA SIGUIENTE SEMANA

PLAN DE EJERCICIOS

MES:

ESTIRAMIENTO   CARDIO   RESISTENCIA

	SEMANA 1	SEMANA 2	SEMANA 3	SEMANA 4
LUNES				
MARTES				
MIERCOLES				
JUEVES				
VIERNES				
SABADO				
DOMINGO				

SEMANA # 1

ESTILO DE VIDA SALUDABLE

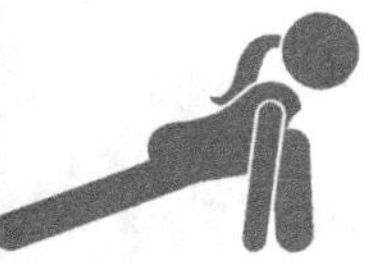

ESTIRAMIENTO

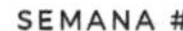

	ACTIVIDAD	DURACIÓN
LUNES		
MARTES		
MIERCOLES		
JUEVES		
VIERNES		
SABADO		
DOMINGO		

CARDIO

	ACTIVIDAD	DURACIÓN
LUNES		
MARTES		
MIERCOLES		
JUEVES		
VIERNES		
SABADO		
DOMINGO		

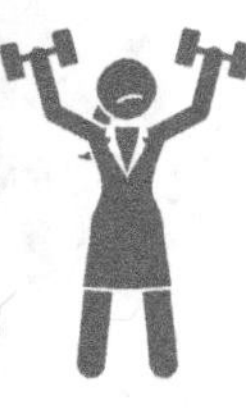

RESISTENCIA

LUNES

PIERNA / BRAZOS / POMPI / ABDOMEN / TODO EL CUERPO

KILOS/REPETICIONES:

MARTES

PIERNA / BRAZOS / POMPI / ABDOMEN / TODO EL CUERPO

KILOS/REPETICIONES:

MIERCOLES

PIERNA / BRAZOS / POMPI / ABDOMEN / TODO EL CUERPO

KILOS/REPETICIONES:

JUEVES

PIERNA / BRAZOS / POMPI / ABDOMEN / TODO EL CUERPO

KILOS/REPETICIONES:

VIERNES

PIERNA / BRAZOS / POMPI / ABDOMEN / TODO EL CUERPO

KILOS/REPETICIONES:

SABADO

PIERNA / BRAZOS / POMPI / ABDOMEN / TODO EL CUERPO

KILOS/REPETICIONES:

DOMINGO

PIERNA / BRAZOS / POMPI / ABDOMEN / TODO EL CUERPO

KILOS/REPETICIONES:

PLAN DE COMIDAS SALUDABLES

	DESAYUNO	COMIDA	CENA
LUNES			
MARTES			
MIERCOLES			
JUEVES			
VIERNES			
SABADO			
DOMINGO			

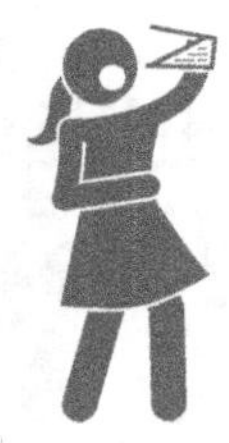

VASOS DE AGUA
AL DÍA

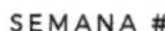

LUNES

MARTES

MIERCOLES

JUEVES

VIERNES

SABADO

DOMINGO

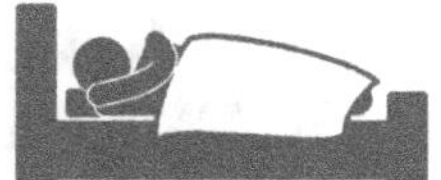

HORAS DE DESCANSO AL DÍA

	ME LEVANTO	ME ACUESTO	HORAS DE DESCANSO
LUNES			
MARTES			
MIERCOLES			
JUEVES			
VIERNES			
SABADO			
DOMINGO			

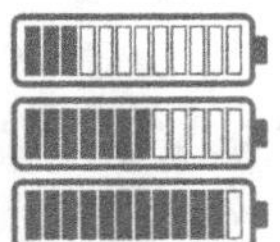

NIVEL
DE ENERGÍA

	BAJO	MEDIO	ALTO
LUNES			
MARTES			
MIERCOLES			
JUEVES			
VIERNES			
SABADO			
DOMINGO			

MONITOREANDO
MI SEMANA

EJERCICIOS SUPERADOS	EJERCICIOS DESAFIANTES

COMIDAS, BEBIDAS, DESCANSO	METAS ESPECÍFICAS

PESO ACTUAL	PESO DESEADO

REFLEXIÓN SEMANAL	CAMBIOS PARA LA SIGUIENTE SEMANA

SEMANA # 2

ESTILO DE VIDA SALUDABLE

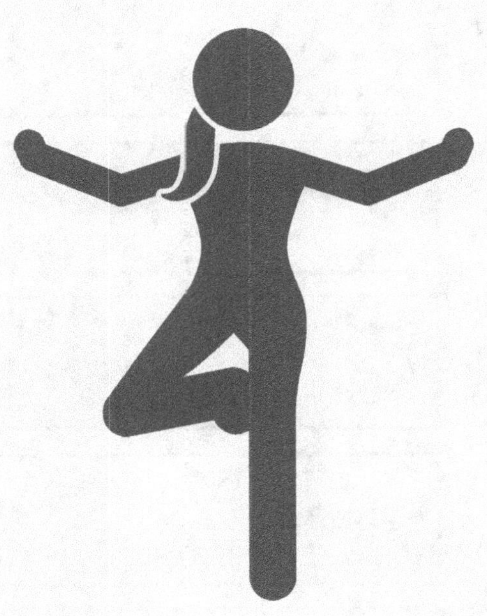

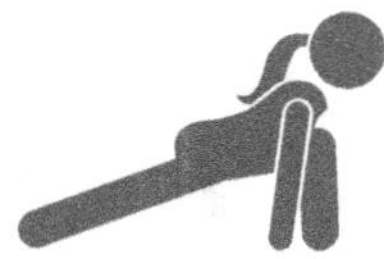

ESTIRAMIENTO

	ACTIVIDAD	DURACIÓN
LUNES		
MARTES		
MIERCOLES		
JUEVES		
VIERNES		
SABADO		
DOMINGO		

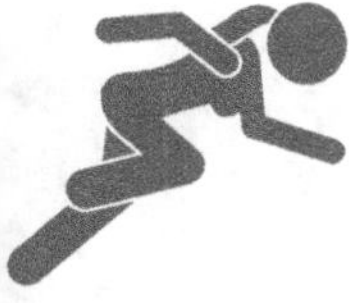

CARDIO

	ACTIVIDAD	DURACIÓN
LUNES		
MARTES		
MIERCOLES		
JUEVES		
VIERNES		
SABADO		
DOMINGO		

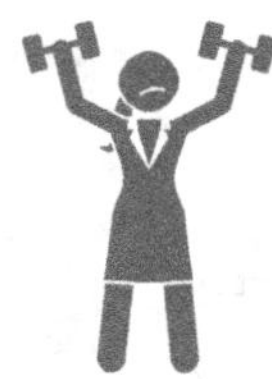

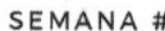

RESISTENCIA

LUNES

PIERNA / BRAZOS / POMPI / ABDOMEN / TODO EL CUERPO

KILOS/REPETICIONES:

MARTES

PIERNA / BRAZOS / POMPI / ABDOMEN / TODO EL CUERPO

KILOS/REPETICIONES:

MIERCOLES

PIERNA / BRAZOS / POMPI / ABDOMEN / TODO EL CUERPO

KILOS/REPETICIONES:

JUEVES

PIERNA / BRAZOS / POMPI / ABDOMEN / TODO EL CUERPO

KILOS/REPETICIONES:

VIERNES

PIERNA / BRAZOS / POMPI / ABDOMEN / TODO EL CUERPO

KILOS/REPETICIONES:

SABADO

PIERNA / BRAZOS / POMPI / ABDOMEN / TODO EL CUERPO

KILOS/REPETICIONES:

DOMINGO

PIERNA / BRAZOS / POMPI / ABDOMEN / TODO EL CUERPO

KILOS/REPETICIONES:

PLAN DE COMIDAS SALUDABLES

	DESAYUNO	COMIDA	CENA
LUNES			
MARTES			
MIERCOLES			
JUEVES			
VIERNES			
SABADO			
DOMINGO			

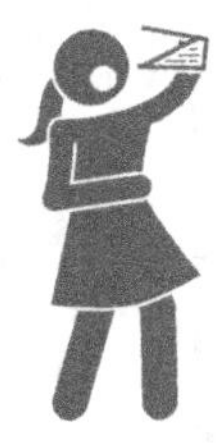

VASOS DE AGUA AL DÍA

LUNES

MARTES

MIERCOLES

JUEVES

VIERNES

SABADO

DOMINGO

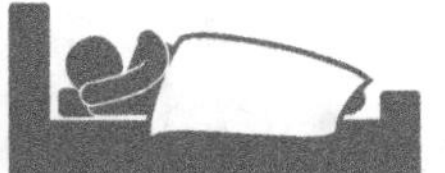

HORAS DE DESCANSO AL DÍA

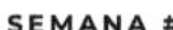

	ME LEVANTO	ME ACUESTO	HORAS DE DESCANSO
LUNES			
MARTES			
MIERCOLES			
JUEVES			
VIERNES			
SABADO			
DOMINGO			

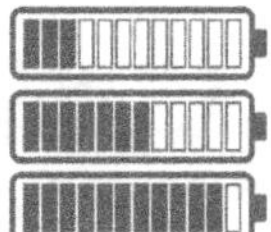

NIVEL DE ENERGÍA

	BAJO	MEDIO	ALTO
LUNES			
MARTES			
MIERCOLES			
JUEVES			
VIERNES			
SABADO			
DOMINGO			

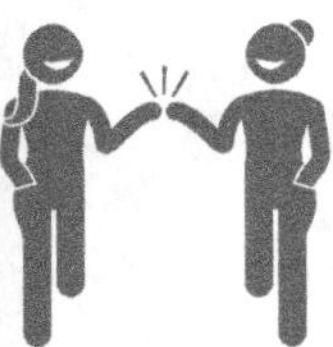

MONITOREANDO MI SEMANA

EJERCICIOS SUPERADOS

EJERCICIOS DESAFIANTES

COMIDAS, BEBIDAS, DESCANSO

METAS ESPECÍFICAS

PESO ACTUAL

PESO DESEADO

REFLEXIÓN SEMANAL

CAMBIOS PARA LA SIGUIENTE SEMANA

SEMANA # 3

ESTILO DE VIDA SALUDABLE

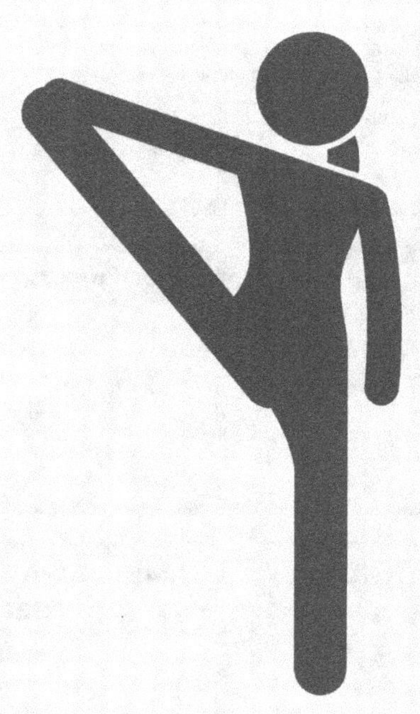

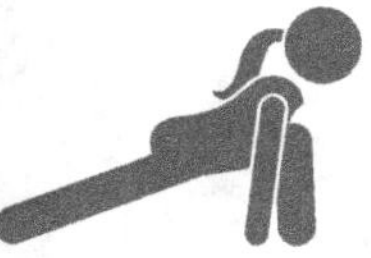

ESTIRAMIENTO

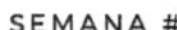

SEMANA #

FECHA

	ACTIVIDAD	DURACIÓN
LUNES		
MARTES		
MIERCOLES		
JUEVES		
VIERNES		
SABADO		
DOMINGO		

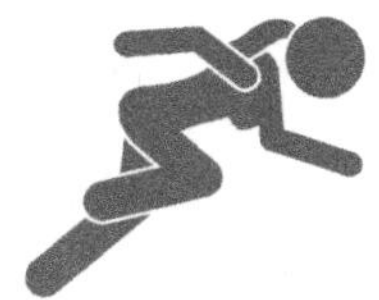

CARDIO

	ACTIVIDAD	DURACIÓN
LUNES		
MARTES		
MIERCOLES		
JUEVES		
VIERNES		
SABADO		
DOMINGO		

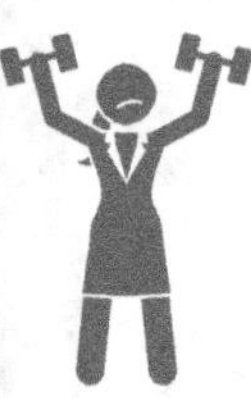

RESISTENCIA

LUNES

PIERNA / BRAZOS / POMPI / ABDOMEN / TODO EL CUERPO

KILOS/REPETICIONES:

MARTES

PIERNA / BRAZOS / POMPI / ABDOMEN / TODO EL CUERPO

KILOS/REPETICIONES:

MIERCOLES

PIERNA / BRAZOS / POMPI / ABDOMEN / TODO EL CUERPO

KILOS/REPETICIONES:

JUEVES

PIERNA / BRAZOS / POMPI / ABDOMEN / TODO EL CUERPO

KILOS/REPETICIONES:

VIERNES

PIERNA / BRAZOS / POMPI / ABDOMEN / TODO EL CUERPO

KILOS/REPETICIONES:

SABADO

PIERNA / BRAZOS / POMPI / ABDOMEN / TODO EL CUERPO

KILOS/REPETICIONES:

DOMINGO

PIERNA / BRAZOS / POMPI / ABDOMEN / TODO EL CUERPO

KILOS/REPETICIONES:

PLAN DE COMIDAS SALUDABLES

	DESAYUNO	COMIDA	CENA
LUNES			
MARTES			
MIERCOLES			
JUEVES			
VIERNES			
SABADO			
DOMINGO			

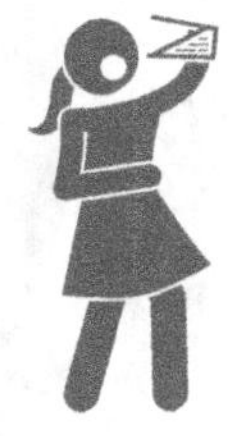

VASOS DE AGUA AL DÍA

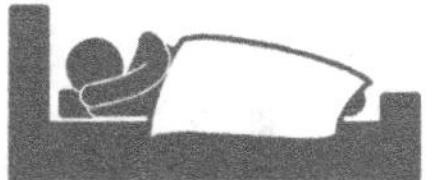

HORAS DE DESCANSO AL DÍA

	ME LEVANTO	ME ACUESTO	HORAS DE DESCANSO
LUNES			
MARTES			
MIERCOLES			
JUEVES			
VIERNES			
SABADO			
DOMINGO			

NIVEL DE ENERGÍA

SEMANA #

FECHA

	BAJO	MEDIO	ALTO
LUNES			
MARTES			
MIERCOLES			
JUEVES			
VIERNES			
SABADO			
DOMINGO			

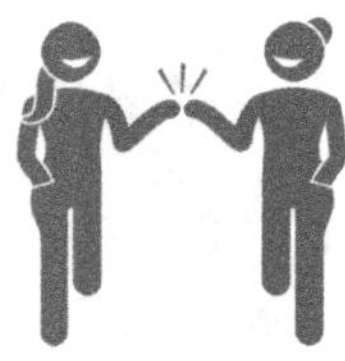

MONITOREANDO MI SEMANA

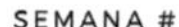

EJERCICIOS SUPERADOS

EJERCICIOS DESAFIANTES

COMIDAS, BEBIDAS, DESCANSO

METAS ESPECÍFICAS

PESO ACTUAL

PESO DESEADO

REFLEXIÓN SEMANAL

CAMBIOS PARA LA SIGUIENTE SEMANA

SEMANA # 4

ESTILO DE VIDA SALUDABLE

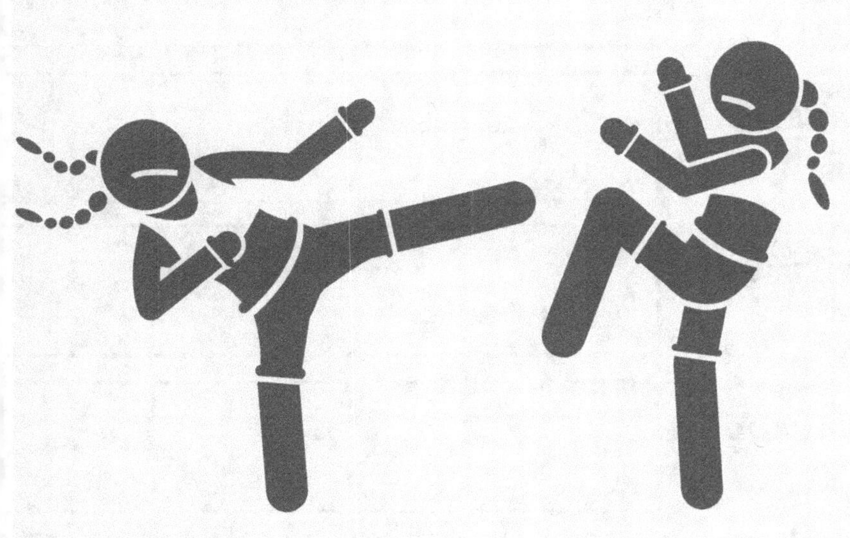

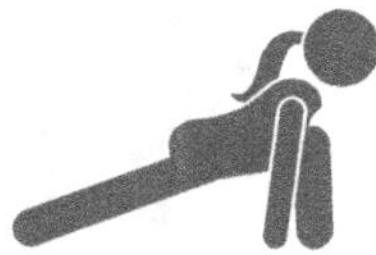

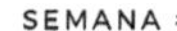

ESTIRAMIENTO

	ACTIVIDAD	DURACIÓN
LUNES		
MARTES		
MIERCOLES		
JUEVES		
VIERNES		
SABADO		
DOMINGO		

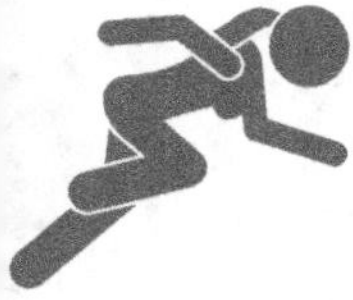

CARDIO

	ACTIVIDAD	DURACIÓN
LUNES		
MARTES		
MIERCOLES		
JUEVES		
VIERNES		
SABADO		
DOMINGO		

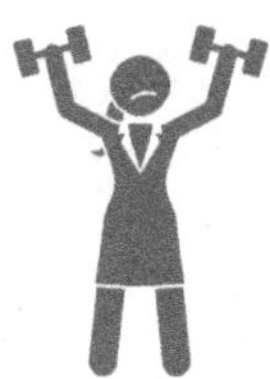

RESISTENCIA

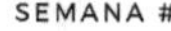

LUNES

PIERNA / BRAZOS / POMPI / ABDOMEN / TODO EL CUERPO

KILOS/REPETICIONES:

MARTES

PIERNA / BRAZOS / POMPI / ABDOMEN / TODO EL CUERPO

KILOS/REPETICIONES:

MIERCOLES

PIERNA / BRAZOS / POMPI / ABDOMEN / TODO EL CUERPO

KILOS/REPETICIONES:

JUEVES

PIERNA / BRAZOS / POMPI / ABDOMEN / TODO EL CUERPO

KILOS/REPETICIONES:

VIERNES

PIERNA / BRAZOS / POMPI / ABDOMEN / TODO EL CUERPO

KILOS/REPETICIONES:

SABADO

PIERNA / BRAZOS / POMPI / ABDOMEN / TODO EL CUERPO

KILOS/REPETICIONES:

DOMINGO

PIERNA / BRAZOS / POMPI / ABDOMEN / TODO EL CUERPO

KILOS/REPETICIONES:

PLAN DE COMIDAS SALUDABLES

	DESAYUNO	COMIDA	CENA
LUNES			
MARTES			
MIERCOLES			
JUEVES			
VIERNES			
SABADO			
DOMINGO			

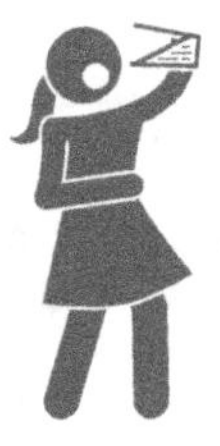

VASOS DE AGUA
AL DÍA

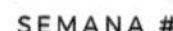

LUNES

MARTES

MIERCOLES

JUEVES

VIERNES

SABADO

DOMINGO

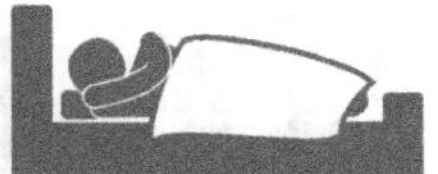

HORAS DE DESCANSO AL DÍA

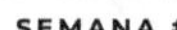

	ME LEVANTO	ME ACUESTO	HORAS DE DESCANSO
LUNES			
MARTES			
MIERCOLES			
JUEVES			
VIERNES			
SABADO			
DOMINGO			

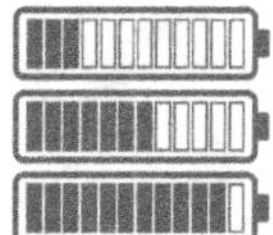

NIVEL DE ENERGÍA

	BAJO	MEDIO	ALTO
LUNES			
MARTES			
MIERCOLES			
JUEVES			
VIERNES			
SABADO			
DOMINGO			

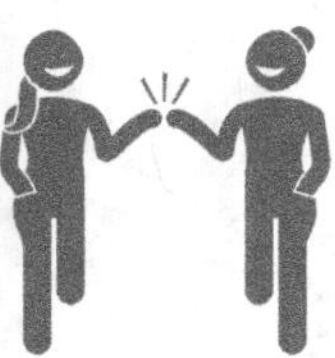

MONITOREANDO
MI SEMANA

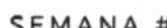

EJERCICIOS SUPERADOS	EJERCICIOS DESAFIANTES

COMIDAS, BEBIDAS, DESCANSO	METAS ESPECÍFICAS

PESO ACTUAL	PESO DESEADO

REFLEXIÓN SEMANAL	CAMBIOS PARA LA SIGUIENTE SEMANA

PLAN DE EJERCICIOS

MES:

ESTIRAMIENTO **CARDIO** **RESISTENCIA**

	SEMANA 1	SEMANA 2	SEMANA 3	SEMANA 4
LUNES				
MARTES				
MIERCOLES				
JUEVES				
VIERNES				
SABADO				
DOMINGO				

ESTILO DE VIDA SALUDABLE

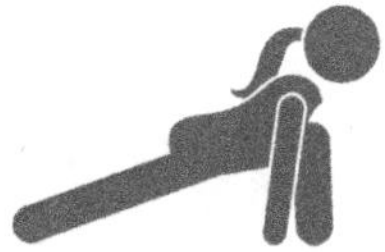

ESTIRAMIENTO

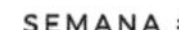

	ACTIVIDAD	DURACIÓN
LUNES		
MARTES		
MIERCOLES		
JUEVES		
VIERNES		
SABADO		
DOMINGO		

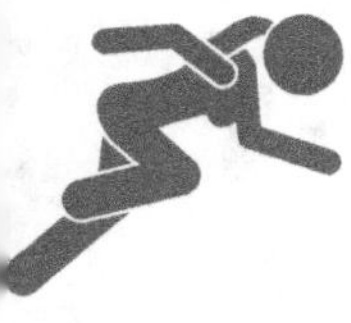

CARDIO

ACTIVIDAD	DURACIÓN

LUNES

MARTES

MIERCOLES

JUEVES

VIERNES

SABADO

DOMINGO

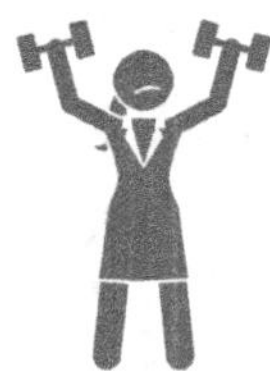

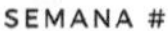

RESISTENCIA

LUNES

PIERNA / BRAZOS / POMPI / ABDOMEN / TODO EL CUERPO

KILOS/REPETICIONES:

MARTES

PIERNA / BRAZOS / POMPI / ABDOMEN / TODO EL CUERPO

KILOS/REPETICIONES:

MIERCOLES

PIERNA / BRAZOS / POMPI / ABDOMEN / TODO EL CUERPO

KILOS/REPETICIONES:

JUEVES

PIERNA / BRAZOS / POMPI / ABDOMEN / TODO EL CUERPO

KILOS/REPETICIONES:

VIERNES

PIERNA / BRAZOS / POMPI / ABDOMEN / TODO EL CUERPO

KILOS/REPETICIONES:

SABADO

PIERNA / BRAZOS / POMPI / ABDOMEN / TODO EL CUERPO

KILOS/REPETICIONES:

DOMINGO

PIERNA / BRAZOS / POMPI / ABDOMEN / TODO EL CUERPO

KILOS/REPETICIONES:

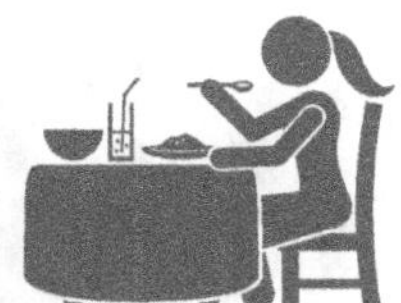

PLAN DE COMIDAS SALUDABLES

	DESAYUNO	COMIDA	CENA
LUNES			
MARTES			
MIERCOLES			
JUEVES			
VIERNES			
SABADO			
DOMINGO			

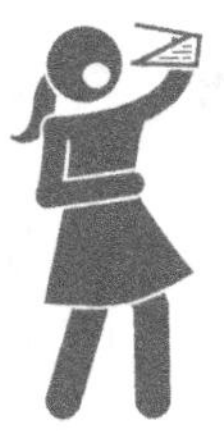

VASOS DE AGUA AL DÍA

LUNES

MARTES

MIERCOLES

JUEVES

VIERNES

SABADO

DOMINGO

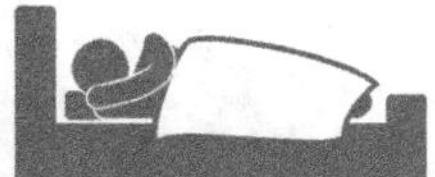

HORAS DE DESCANSO AL DÍA

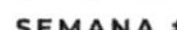

	ME LEVANTO	ME ACUESTO	HORAS DE DESCANSO
LUNES			
MARTES			
MIERCOLES			
JUEVES			
VIERNES			
SABADO			
DOMINGO			

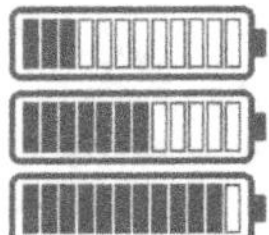

NIVEL DE ENERGÍA

	BAJO	MEDIO	ALTO
LUNES			
MARTES			
MIERCOLES			
JUEVES			
VIERNES			
SABADO			
DOMINGO			

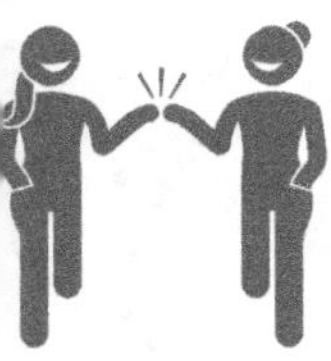

MONITOREANDO MI SEMANA

EJERCICIOS SUPERADOS	EJERCICIOS DESAFIANTES

COMIDAS, BEBIDAS, DESCANSO	METAS ESPECÍFICAS

PESO ACTUAL	PESO DESEADO

REFLEXIÓN SEMANAL	CAMBIOS PARA LA SIGUIENTE SEMANA

SEMANA # 2

ESTILO DE VIDA SALUDABLE

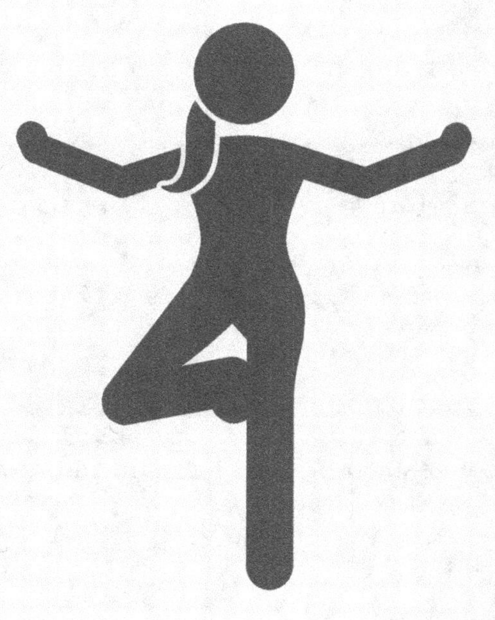

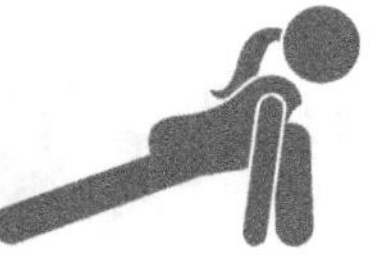

ESTIRAMIENTO

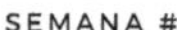

	ACTIVIDAD	DURACIÓN
LUNES		
MARTES		
MIERCOLES		
JUEVES		
VIERNES		
SABADO		
DOMINGO		

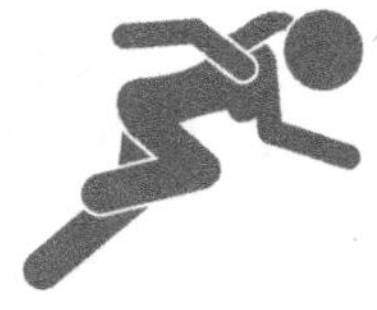

CARDIO

	ACTIVIDAD	DURACIÓN
LUNES		
MARTES		
MIERCOLES		
JUEVES		
VIERNES		
SABADO		
DOMINGO		

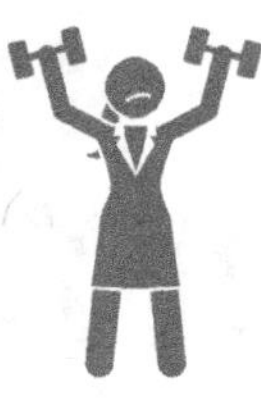

RESISTENCIA

LUNES

PIERNA / BRAZOS / POMPI / ABDOMEN / TODO EL CUERPO

KILOS/REPETICIONES:

MARTES

PIERNA / BRAZOS / POMPI / ABDOMEN / TODO EL CUERPO

KILOS/REPETICIONES:

MIERCOLES

PIERNA / BRAZOS / POMPI / ABDOMEN / TODO EL CUERPO

KILOS/REPETICIONES:

JUEVES

PIERNA / BRAZOS / POMPI / ABDOMEN / TODO EL CUERPO

KILOS/REPETICIONES:

VIERNES

PIERNA / BRAZOS / POMPI / ABDOMEN / TODO EL CUERPO

KILOS/REPETICIONES:

SABADO

PIERNA / BRAZOS / POMPI / ABDOMEN / TODO EL CUERPO

KILOS/REPETICIONES:

DOMINGO

PIERNA / BRAZOS / POMPI / ABDOMEN / TODO EL CUERPO

KILOS/REPETICIONES:

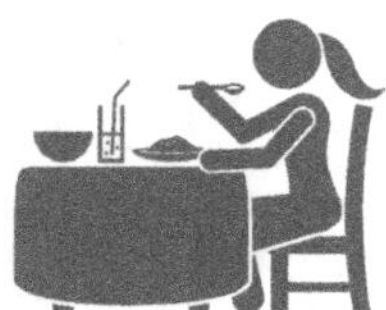

PLAN DE COMIDAS SALUDABLES

	DESAYUNO	COMIDA	CENA
LUNES			
MARTES			
MIERCOLES			
JUEVES			
VIERNES			
SABADO			
DOMINGO			

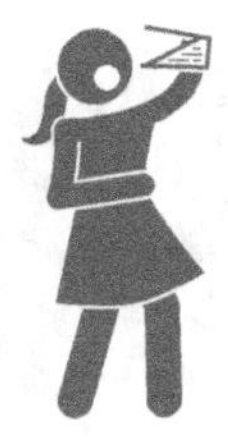

VASOS DE AGUA AL DÍA

LUNES

MARTES

MIERCOLES

JUEVES

VIERNES

SABADO

DOMINGO

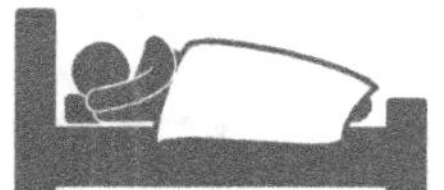

HORAS DE DESCANSO AL DÍA

	ME LEVANTO	ME ACUESTO	HORAS DE DESCANSO
LUNES			
MARTES			
MIERCOLES			
JUEVES			
VIERNES			
SABADO			
DOMINGO			

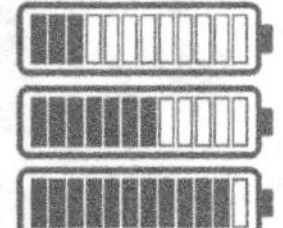

NIVEL
DE ENERGÍA

SEMANA #

FECHA

	BAJO	MEDIO	ALTO
LUNES			
MARTES			
MIERCOLES			
JUEVES			
VIERNES			
SABADO			
DOMINGO			

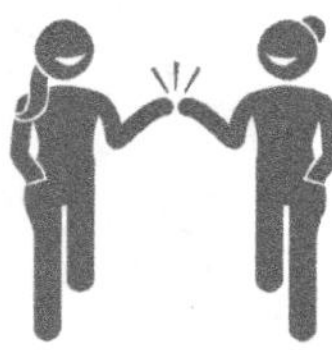

MONITOREANDO MI SEMANA

EJERCICIOS SUPERADOS	EJERCICIOS DESAFIANTES
COMIDAS, BEBIDAS, DESCANSO	METAS ESPECÍFICAS
PESO ACTUAL	PESO DESEADO
REFLEXIÓN SEMANAL	CAMBIOS PARA LA SIGUIENTE SEMANA

ESTILO DE VIDA SALUDABLE

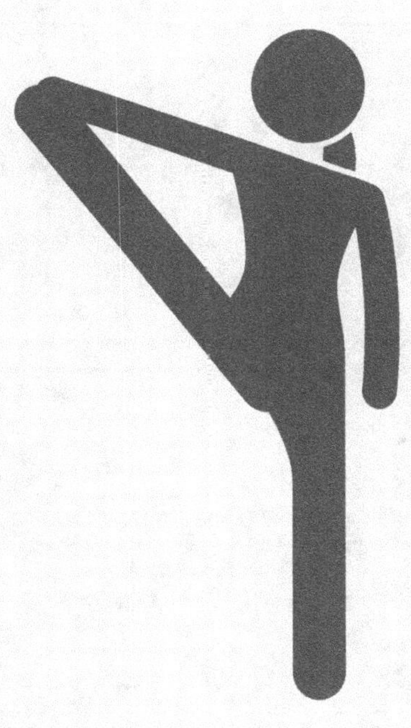

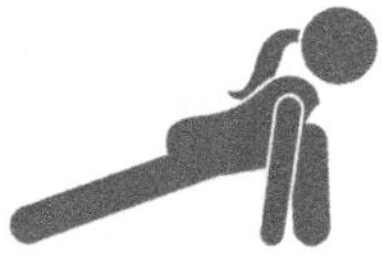

ESTIRAMIENTO

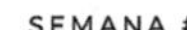

	ACTIVIDAD	DURACIÓN
LUNES		
MARTES		
MIERCOLES		
JUEVES		
VIERNES		
SABADO		
DOMINGO		

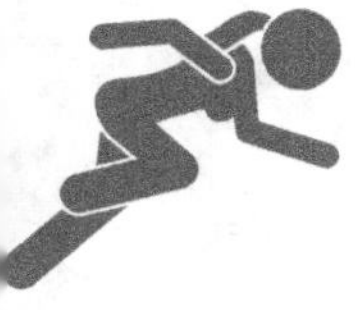

CARDIO

	ACTIVIDAD	DURACIÓN
LUNES		
MARTES		
MIERCOLES		
JUEVES		
VIERNES		
SABADO		
DOMINGO		

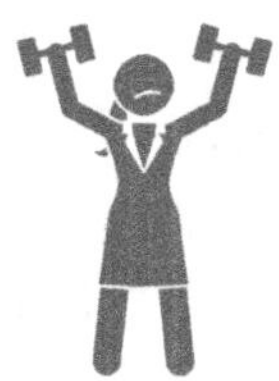

RESISTENCIA

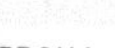

LUNES

PIERNA / BRAZOS / POMPI / ABDOMEN / TODO EL CUERPO

KILOS/REPETICIONES:

MARTES

PIERNA / BRAZOS / POMPI / ABDOMEN / TODO EL CUERPO

KILOS/REPETICIONES:

MIERCOLES

PIERNA / BRAZOS / POMPI / ABDOMEN / TODO EL CUERPO

KILOS/REPETICIONES:

JUEVES

PIERNA / BRAZOS / POMPI / ABDOMEN / TODO EL CUERPO

KILOS/REPETICIONES:

VIERNES

PIERNA / BRAZOS / POMPI / ABDOMEN / TODO EL CUERPO

KILOS/REPETICIONES:

SABADO

PIERNA / BRAZOS / POMPI / ABDOMEN / TODO EL CUERPO

KILOS/REPETICIONES:

DOMINGO

PIERNA / BRAZOS / POMPI / ABDOMEN / TODO EL CUERPO

KILOS/REPETICIONES:

PLAN DE COMIDAS SALUDABLES

	DESAYUNO	COMIDA	CENA
LUNES			
MARTES			
MIERCOLES			
JUEVES			
VIERNES			
SABADO			
DOMINGO			

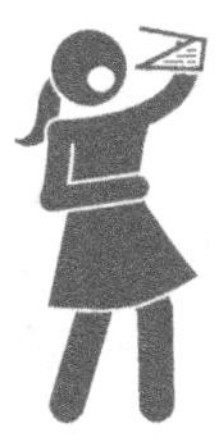

VASOS DE AGUA AL DÍA

LUNES

MARTES

MIERCOLES

JUEVES

VIERNES

SABADO

DOMINGO

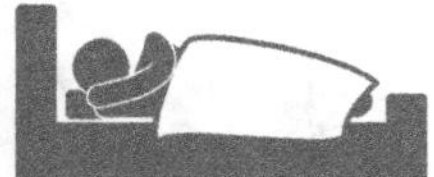

HORAS DE DESCANSO AL DÍA

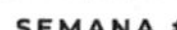

	ME LEVANTO	ME ACUESTO	HORAS DE DESCANSO
LUNES			
MARTES			
MIERCOLES			
JUEVES			
VIERNES			
SABADO			
DOMINGO			

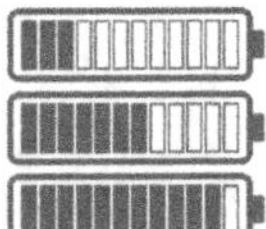

NIVEL DE ENERGÍA

	BAJO	MEDIO	ALTO
LUNES			
MARTES			
MIERCOLES			
JUEVES			
VIERNES			
SABADO			
DOMINGO			

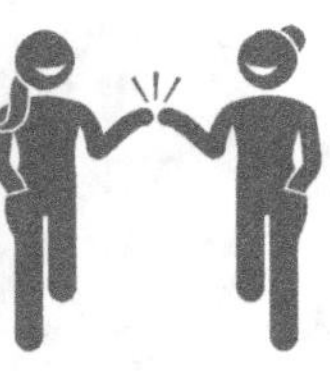

MONITOREANDO MI SEMANA

EJERCICIOS SUPERADOS

EJERCICIOS DESAFIANTES

COMIDAS, BEBIDAS, DESCANSO

METAS ESPECÍFICAS

PESO ACTUAL

PESO DESEADO

REFLEXIÓN SEMANAL

CAMBIOS PARA LA SIGUIENTE SEMANA

ESTILO DE VIDA SALUDABLE

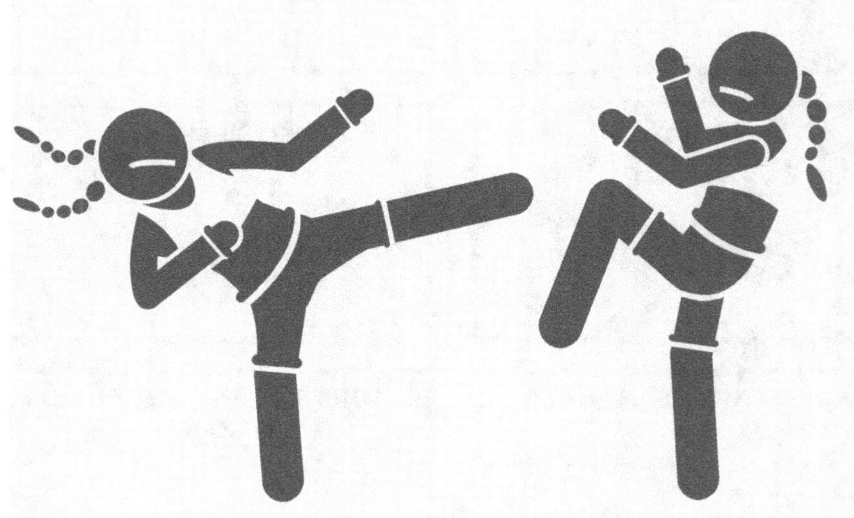

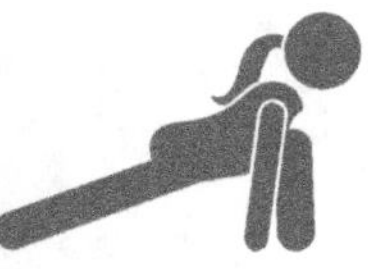

ESTIRAMIENTO

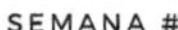

	ACTIVIDAD	DURACIÓN
LUNES		
MARTES		
MIERCOLES		
JUEVES		
VIERNES		
SABADO		
DOMINGO		

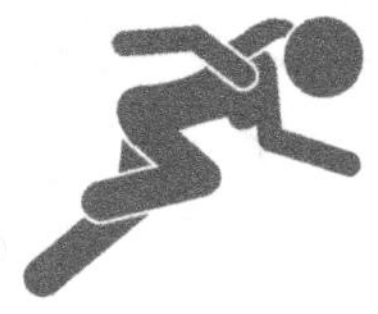

CARDIO

	ACTIVIDAD	DURACIÓN
LUNES		
MARTES		
MIERCOLES		
JUEVES		
VIERNES		
SABADO		
DOMINGO		

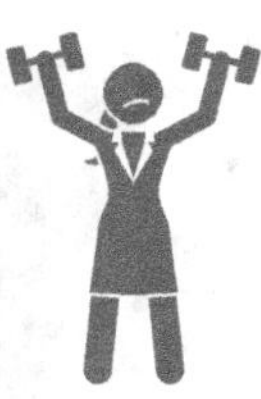

RESISTENCIA

LUNES

PIERNA / BRAZOS / POMPI / ABDOMEN / TODO EL CUERPO

KILOS/REPETICIONES:

MARTES

PIERNA / BRAZOS / POMPI / ABDOMEN / TODO EL CUERPO

KILOS/REPETICIONES:

MIERCOLES

PIERNA / BRAZOS / POMPI / ABDOMEN / TODO EL CUERPO

KILOS/REPETICIONES:

JUEVES

PIERNA / BRAZOS / POMPI / ABDOMEN / TODO EL CUERPO

KILOS/REPETICIONES:

VIERNES

PIERNA / BRAZOS / POMPI / ABDOMEN / TODO EL CUERPO

KILOS/REPETICIONES:

SABADO

PIERNA / BRAZOS / POMPI / ABDOMEN / TODO EL CUERPO

KILOS/REPETICIONES:

DOMINGO

PIERNA / BRAZOS / POMPI / ABDOMEN / TODO EL CUERPO

KILOS/REPETICIONES:

PLAN DE COMIDAS SALUDABLES

	DESAYUNO	COMIDA	CENA
LUNES			
MARTES			
MIERCOLES			
JUEVES			
VIERNES			
SABADO			
DOMINGO			

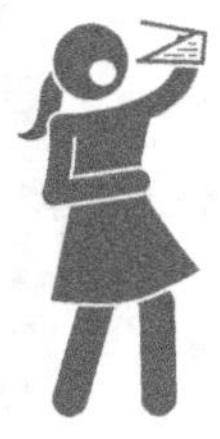

VASOS DE AGUA
AL DÍA

LUNES

MARTES

MIERCOLES

JUEVES

VIERNES

SABADO

DOMINGO

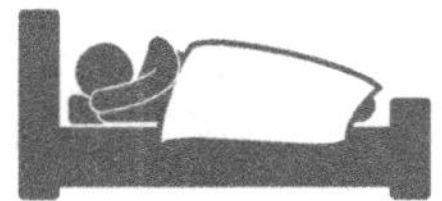

HORAS DE DESCANSO AL DÍA

	ME LEVANTO	ME ACUESTO	HORAS DE DESCANSO
LUNES			
MARTES			
MIERCOLES			
JUEVES			
VIERNES			
SABADO			
DOMINGO			

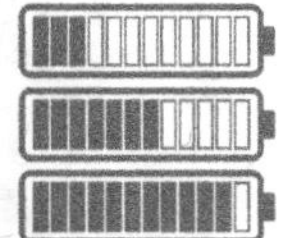

NIVEL
DE ENERGÍA

SEMANA #

FECHA

	BAJO	MEDIO	ALTO
LUNES			
MARTES			
MIERCOLES			
JUEVES			
VIERNES			
SABADO			
DOMINGO			

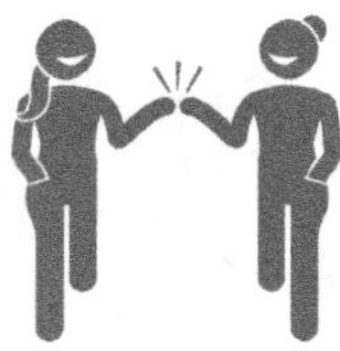

MONITOREANDO MI SEMANA

EJERCICIOS SUPERADOS

EJERCICIOS DESAFIANTES

COMIDAS, BEBIDAS, DESCANSO

METAS ESPECÍFICAS

PESO ACTUAL

PESO DESEADO

REFLEXIÓN SEMANAL

CAMBIOS PARA LA SIGUIENTE SEMANA

PLAN DE EJERCICIOS

MES:

ESTIRAMIENTO   **CARDIO**   **RESISTENCIA**

	SEMANA 1	SEMANA 2	SEMANA 3	SEMANA 4
LUNES				
MARTES				
MIERCOLES				
JUEVES				
VIERNES				
SABADO				
DOMINGO				

SEMANA # 1

ESTILO DE VIDA SALUDABLE

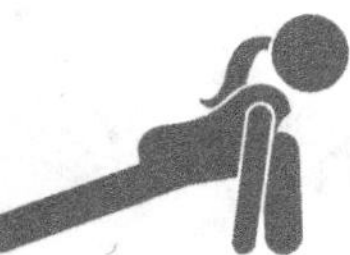

ESTIRAMIENTO

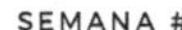

FECHA

	ACTIVIDAD	DURACIÓN
LUNES		
MARTES		
MIERCOLES		
JUEVES		
VIERNES		
SABADO		
DOMINGO		

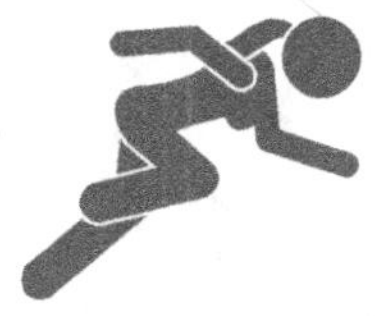

CARDIO

	ACTIVIDAD	DURACIÓN
LUNES		
MARTES		
MIERCOLES		
JUEVES		
VIERNES		
SABADO		
DOMINGO		

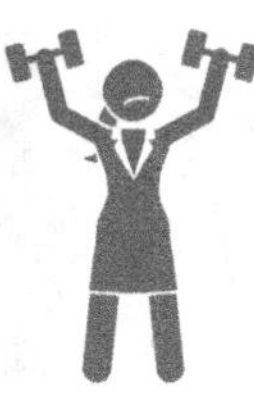

RESISTENCIA

LUNES

PIERNA / BRAZOS / POMPI / ABDOMEN / TODO EL CUERPO

KILOS/REPETICIONES:

MARTES

PIERNA / BRAZOS / POMPI / ABDOMEN / TODO EL CUERPO

KILOS/REPETICIONES:

MIERCOLES

PIERNA / BRAZOS / POMPI / ABDOMEN / TODO EL CUERPO

KILOS/REPETICIONES:

JUEVES

PIERNA / BRAZOS / POMPI / ABDOMEN / TODO EL CUERPO

KILOS/REPETICIONES:

VIERNES

PIERNA / BRAZOS / POMPI / ABDOMEN / TODO EL CUERPO

KILOS/REPETICIONES:

SABADO

PIERNA / BRAZOS / POMPI / ABDOMEN / TODO EL CUERPO

KILOS/REPETICIONES:

DOMINGO

PIERNA / BRAZOS / POMPI / ABDOMEN / TODO EL CUERPO

KILOS/REPETICIONES:

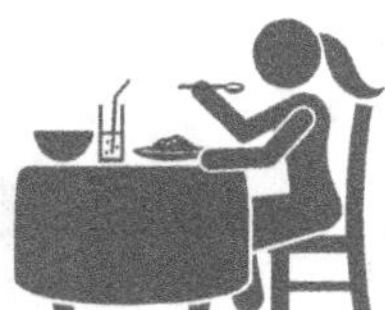

PLAN DE COMIDAS SALUDABLES

	DESAYUNO	COMIDA	CENA
LUNES			
MARTES			
MIERCOLES			
JUEVES			
VIERNES			
SABADO			
DOMINGO			

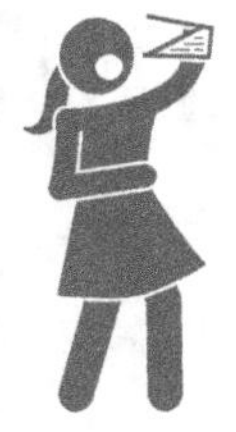

VASOS DE AGUA
AL DÍA

LUNES

MARTES

MIERCOLES

JUEVES

VIERNES

SABADO

DOMINGO

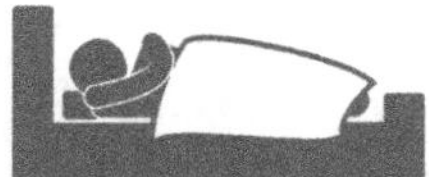

HORAS DE DESCANSO AL DÍA

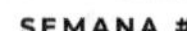

	ME LEVANTO	ME ACUESTO	HORAS DE DESCANSO
LUNES			
MARTES			
MIERCOLES			
JUEVES			
VIERNES			
SABADO			
DOMINGO			

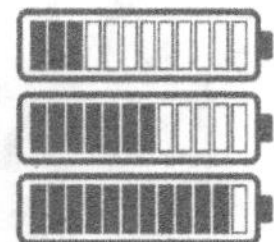

NIVEL DE ENERGÍA

	BAJO	MEDIO	ALTO
LUNES			
MARTES			
MIERCOLES			
JUEVES			
VIERNES			
SABADO			
DOMINGO			

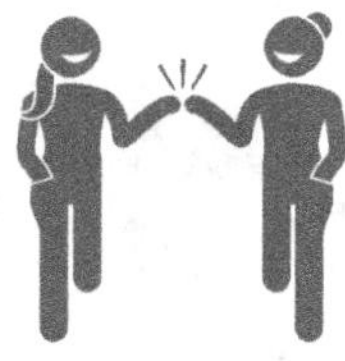

MONITOREANDO MI SEMANA

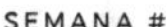

EJERCICIOS SUPERADOS

EJERCICIOS DESAFIANTES

COMIDAS, BEBIDAS, DESCANSO

METAS ESPECÍFICAS

PESO ACTUAL

PESO DESEADO

REFLEXIÓN SEMANAL

CAMBIOS PARA LA SIGUIENTE SEMANA

SEMANA # 2

ESTILO DE VIDA SALUDABLE

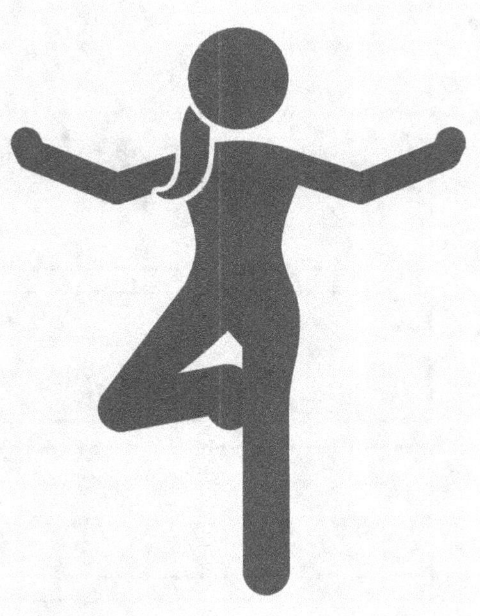

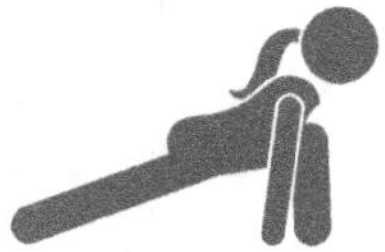

ESTIRAMIENTO

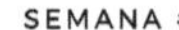

	ACTIVIDAD	DURACIÓN
LUNES		
MARTES		
MIERCOLES		
JUEVES		
VIERNES		
SABADO		
DOMINGO		

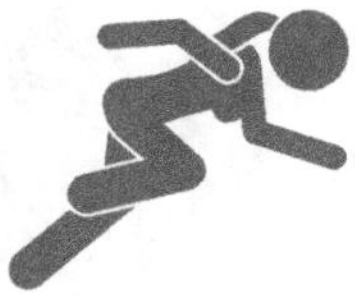

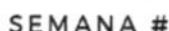

CARDIO

	ACTIVIDAD	DURACIÓN
LUNES		
MARTES		
MIERCOLES		
JUEVES		
VIERNES		
SABADO		
DOMINGO		

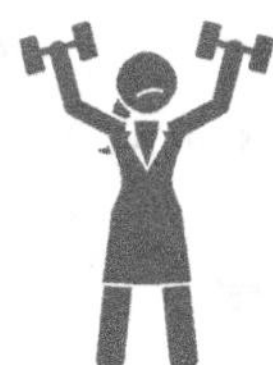

RESISTENCIA

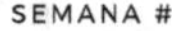

LUNES

PIERNA / BRAZOS / POMPI / ABDOMEN / TODO EL CUERPO

KILOS/REPETICIONES:

MARTES

PIERNA / BRAZOS / POMPI / ABDOMEN / TODO EL CUERPO

KILOS/REPETICIONES:

MIERCOLES

PIERNA / BRAZOS / POMPI / ABDOMEN / TODO EL CUERPO

KILOS/REPETICIONES:

JUEVES

PIERNA / BRAZOS / POMPI / ABDOMEN / TODO EL CUERPO

KILOS/REPETICIONES:

VIERNES

PIERNA / BRAZOS / POMPI / ABDOMEN / TODO EL CUERPO

KILOS/REPETICIONES:

SABADO

PIERNA / BRAZOS / POMPI / ABDOMEN / TODO EL CUERPO

KILOS/REPETICIONES:

DOMINGO

PIERNA / BRAZOS / POMPI / ABDOMEN / TODO EL CUERPO

KILOS/REPETICIONES:

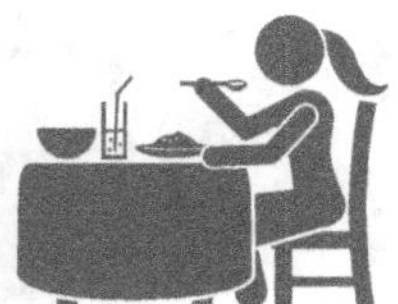

PLAN DE COMIDAS SALUDABLES

	DESAYUNO	COMIDA	CENA
LUNES			
MARTES			
MIERCOLES			
JUEVES			
VIERNES			
SABADO			
DOMINGO			

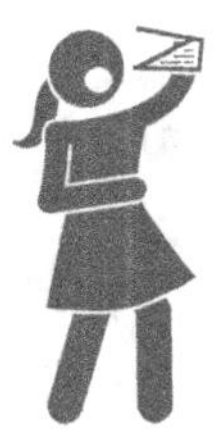

VASOS DE AGUA AL DÍA

LUNES

MARTES

MIERCOLES

JUEVES

VIERNES

SABADO

DOMINGO

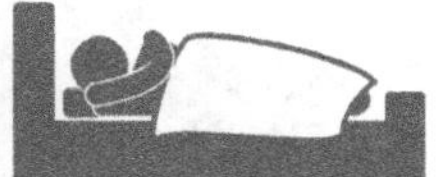

HORAS DE DESCANSO AL DÍA

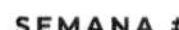

	ME LEVANTO	ME ACUESTO	HORAS DE DESCANSO
LUNES			
MARTES			
MIERCOLES			
JUEVES			
VIERNES			
SABADO			
DOMINGO			

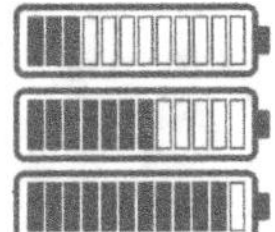

NIVEL DE ENERGÍA

	BAJO	MEDIO	ALTO
LUNES			
MARTES			
MIERCOLES			
JUEVES			
VIERNES			
SABADO			
DOMINGO			

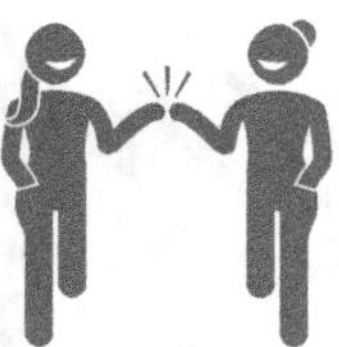

MONITOREANDO
MI SEMANA

EJERCICIOS SUPERADOS

EJERCICIOS DESAFIANTES

COMIDAS, BEBIDAS, DESCANSO

METAS ESPECÍFICAS

PESO ACTUAL

PESO DESEADO

REFLEXIÓN SEMANAL

CAMBIOS PARA LA SIGUIENTE SEMANA

SEMANA # 3

ESTILO DE VIDA SALUDABLE

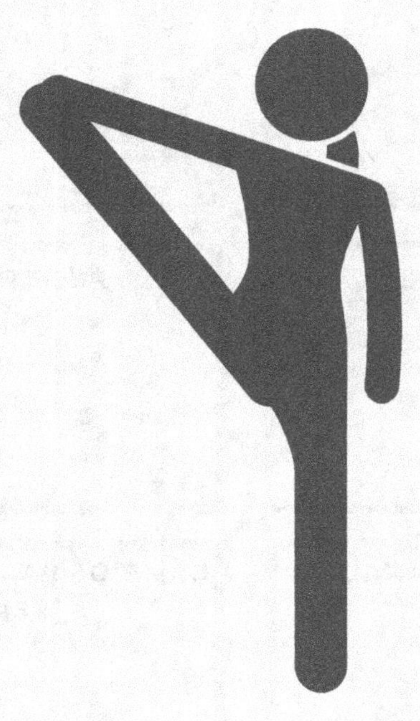

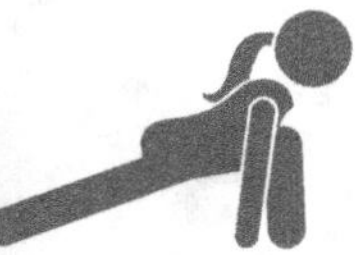

ESTIRAMIENTO

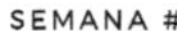

	ACTIVIDAD	DURACIÓN
LUNES		
MARTES		
MIERCOLES		
JUEVES		
VIERNES		
SABADO		
DOMINGO		

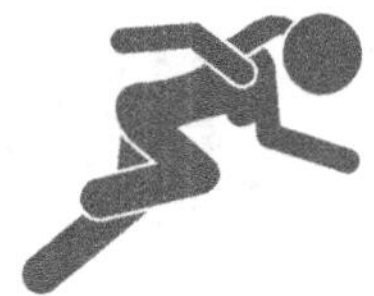

CARDIO

	ACTIVIDAD	DURACIÓN
LUNES		
MARTES		
MIERCOLES		
JUEVES		
VIERNES		
SABADO		
DOMINGO		

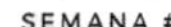

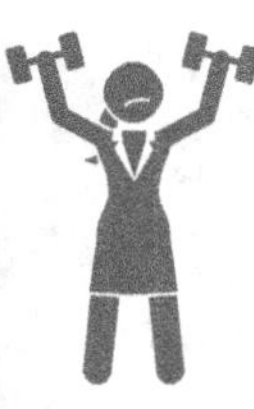

RESISTENCIA

LUNES

PIERNA / BRAZOS / POMPI / ABDOMEN / TODO EL CUERPO

KILOS/REPETICIONES:

MARTES

PIERNA / BRAZOS / POMPI / ABDOMEN / TODO EL CUERPO

KILOS/REPETICIONES:

MIERCOLES

PIERNA / BRAZOS / POMPI / ABDOMEN / TODO EL CUERPO

KILOS/REPETICIONES:

JUEVES

PIERNA / BRAZOS / POMPI / ABDOMEN / TODO EL CUERPO

KILOS/REPETICIONES:

VIERNES

PIERNA / BRAZOS / POMPI / ABDOMEN / TODO EL CUERPO

KILOS/REPETICIONES:

SABADO

PIERNA / BRAZOS / POMPI / ABDOMEN / TODO EL CUERPO

KILOS/REPETICIONES:

DOMINGO

PIERNA / BRAZOS / POMPI / ABDOMEN / TODO EL CUERPO

KILOS/REPETICIONES:

PLAN DE COMIDAS SALUDABLES

	DESAYUNO	COMIDA	CENA
LUNES			
MARTES			
MIERCOLES			
JUEVES			
VIERNES			
SABADO			
DOMINGO			

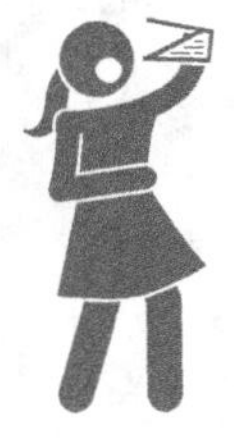

VASOS DE AGUA AL DÍA

LUNES

MARTES

MIERCOLES

JUEVES

VIERNES

SABADO

DOMINGO

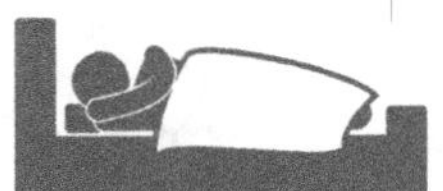

HORAS DE DESCANSO AL DÍA

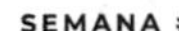

SEMANA #

FECHA

	ME LEVANTO	ME ACUESTO	HORAS DE DESCANSO
LUNES			
MARTES			
MIERCOLES			
JUEVES			
VIERNES			
SABADO			
DOMINGO			

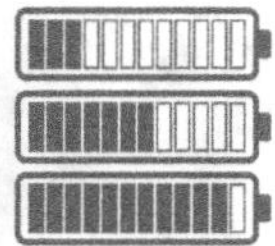

NIVEL DE ENERGÍA

	BAJO	MEDIO	ALTO
LUNES			
MARTES			
MIERCOLES			
JUEVES			
VIERNES			
SABADO			
DOMINGO			

MONITOREANDO
MI SEMANA

EJERCICIOS SUPERADOS	EJERCICIOS DESAFIANTES

COMIDAS, BEBIDAS, DESCANSO	METAS ESPECÍFICAS

PESO ACTUAL	PESO DESEADO

REFLEXIÓN SEMANAL	CAMBIOS PARA LA SIGUIENTE SEMANA

SEMANA # 4

ESTILO DE VIDA SALUDABLE

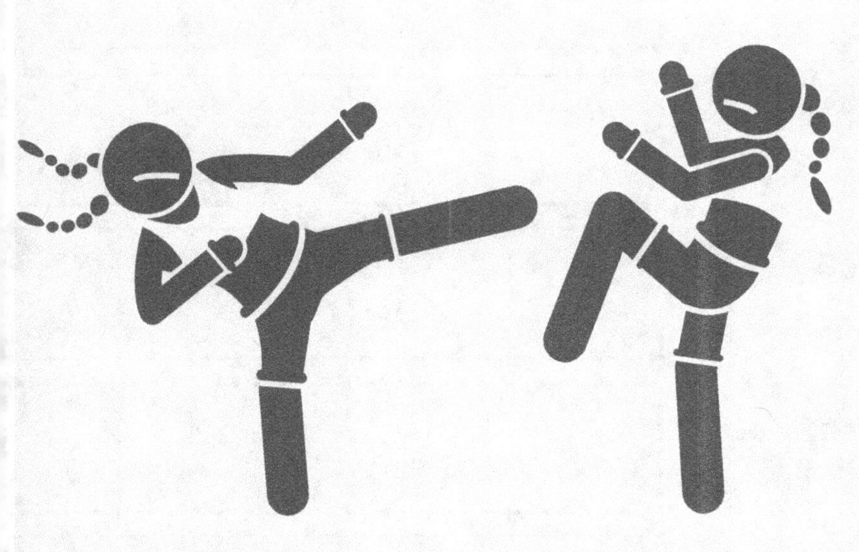

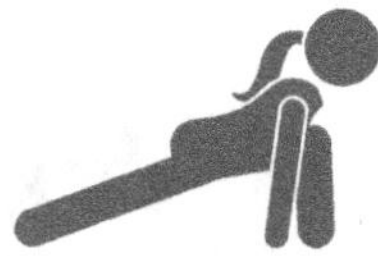

ESTIRAMIENTO

	ACTIVIDAD	DURACIÓN
LUNES		
MARTES		
MIERCOLES		
JUEVES		
VIERNES		
SABADO		
DOMINGO		

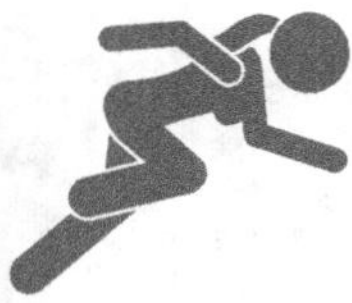

CARDIO

	ACTIVIDAD	DURACIÓN
LUNES		
MARTES		
MIERCOLES		
JUEVES		
VIERNES		
SABADO		
DOMINGO		

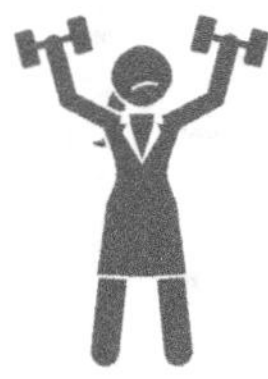

RESISTENCIA

LUNES

PIERNA / BRAZOS / POMPI / ABDOMEN / TODO EL CUERPO

KILOS/REPETICIONES:

MARTES

PIERNA / BRAZOS / POMPI / ABDOMEN / TODO EL CUERPO

KILOS/REPETICIONES:

MIERCOLES

PIERNA / BRAZOS / POMPI / ABDOMEN / TODO EL CUERPO

KILOS/REPETICIONES:

JUEVES

PIERNA / BRAZOS / POMPI / ABDOMEN / TODO EL CUERPO

KILOS/REPETICIONES:

VIERNES

PIERNA / BRAZOS / POMPI / ABDOMEN / TODO EL CUERPO

KILOS/REPETICIONES:

SABADO

PIERNA / BRAZOS / POMPI / ABDOMEN / TODO EL CUERPO

KILOS/REPETICIONES:

DOMINGO

PIERNA / BRAZOS / POMPI / ABDOMEN / TODO EL CUERPO

KILOS/REPETICIONES:

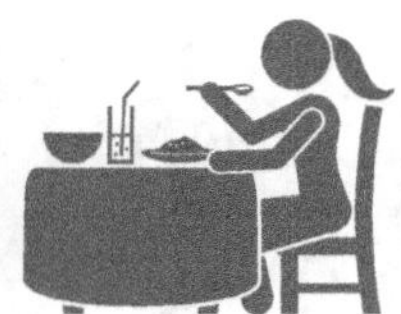

PLAN DE COMIDAS SALUDABLES

	DESAYUNO	COMIDA	CENA
LUNES			
MARTES			
MIERCOLES			
JUEVES			
VIERNES			
SABADO			
DOMINGO			

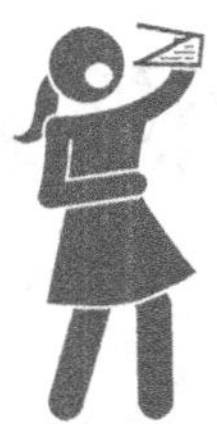

VASOS DE AGUA
AL DÍA

LUNES

MARTES

MIERCOLES

JUEVES

VIERNES

SABADO

DOMINGO

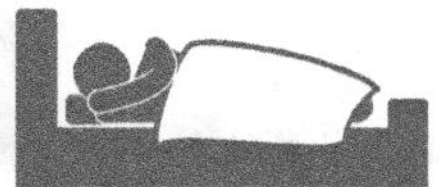

HORAS DE DESCANSO AL DÍA

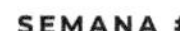

	ME LEVANTO	ME ACUESTO	HORAS DE DESCANSO
LUNES			
MARTES			
MIERCOLES			
JUEVES			
VIERNES			
SABADO			
DOMINGO			

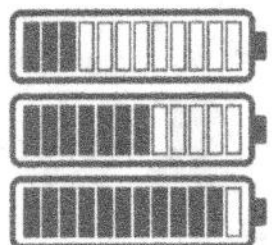

NIVEL DE ENERGÍA

	BAJO	MEDIO	ALTO
LUNES			
MARTES			
MIERCOLES			
JUEVES			
VIERNES			
SABADO			
DOMINGO			

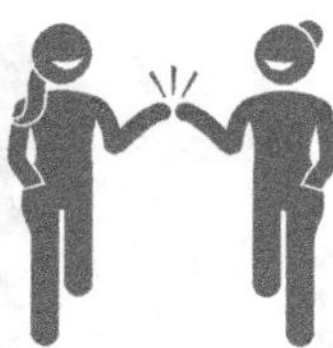

MONITOREANDO MI SEMANA

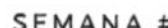

SEMANA #

FECHA

EJERCICIOS SUPERADOS	EJERCICIOS DESAFIANTES

COMIDAS, BEBIDAS, DESCANSO	METAS ESPECÍFICAS

PESO ACTUAL	PESO DESEADO

REFLEXIÓN SEMANAL	CAMBIOS PARA LA SIGUIENTE SEMANA